醫生也不會告訴你的

藥物禁斷用法

藥理凶室／著

蕭雲菁／譯

Contents

身體之章

私密處之章

本書刊載之內容，乃為作者之個人見解，概與本社無關。使用藥物時請遵照醫囑或專業藥師指示，敬請留意。

筆者致詞

本書將重點擺在使用藥物時，許多事先知道將會很方便的知識，以及通常不太被告知的「另類用法」，可算是特化為「用藥物來實現夢想」的技巧與方法。

進一步瞭解藥物，等於加深對自己身體的知識，因此本書在編寫時，特別著重藥物與身體結構之間的關係。

甚至是這種事和那種事……本書還會說明能幫助你實現邪念的藥，以及正經八百的書籍不會探討的另類效能……。

歡迎來到毒與藥的世界！

頭之章

第1講 振奮精神的藥

日常生活中最容易得手，且具有亢奮作用的東西就是咖啡因，但若只靠喝咖啡就能充滿活力的話，大家也不用這麼辛苦，因此只要進一步思考，論誰都能想到的應該就是那個……中樞神經興奮劑。

眾所周知，日本目前的法律將「甲基安非他命」與「安非他命」列為中樞神經興奮劑，不只對使用者施予重罰，就連持有者都得受罰，故此處想先來探討看看，具有亢奮作用的「振奮精神的藥」，究竟與腦結構之間有什麼關係。

讓開心不斷膨脹　令人亢奮的藥物結構

當中樞神經興奮劑進入腦裡時，會被傳送到整個腦裡的神經末端，促使掌控幹勁及快樂、被稱為回饋系統的神經路徑發揮強大作用。回饋系統又稱為Ａ10神經系統、快樂神經系統、多巴胺神經系統，此時會出現多巴胺不斷膨脹的情形，造成原本只有在達成某些事或看見很棒的東西時，才會因成就感或感動而分泌的多巴胺，變成廉價品似的，只是抽一張面紙都能讓

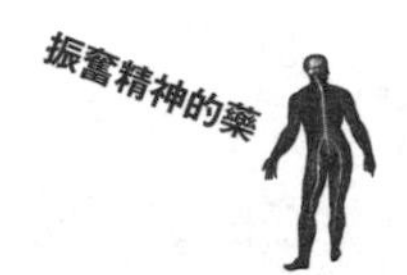

人感動到大量分泌。分泌多巴胺時能讓人忘卻疲勞，也能讓身體承受超出原本能承受的損害，導致當事人身形逐漸變瘦。

偏偏現代人都過勞，許多時候工作環境嚴酷到簡直要逼人使用中樞神經興奮劑才能撐得過去，但難道要應付這些艱難的困境，真得借助毒品的力量才行嗎？

不，絕對沒有這回事！雖然不及中樞神經興奮劑這類具有振奮精神作用的毒品，但仍有不少藥物擁有相同或近似的效果，尤其是近年來出現不少作為抗憂鬱症的治療藥中，有些藥物的效果和中樞神經興奮劑不相上下，因為從貼近我們生活到最先進的技術為止，這些擁有亢奮作用的藥物裡，都存在關鍵物質「苯乙胺」。

零食裡也有的亢奮作用物質

甲基安非他命與安非他命等中樞神經興奮劑，就藥物分類來說，屬於「苯乙胺類」的藥物，儘管構造非常簡單，卻是含有許多化合物、能讓人上癮的一類，多巴胺也被歸在其中。由

第1講

人類身體合成而來的多巴胺，在構造上與具有亢奮作用的藥物會這麼接近，顯示藥物功能與細胞裡的生理學作用非常近似。

既然如此，核心物質苯乙胺應該就是強大的毒品……或許有些人會如此期待，但實際上巧克力就含有這種物質，只是因為含量非常低，所以會對精神產生的作用，完全在誤差範圍內（※1）。但話說回來，只要將細微部分做點變化，仍有可能一口氣將它變成具有毒品性質的物質，例如藝人押尾學愛用的MDMA（2'-氯苯基乙酮）裡的3，4-亞甲二氧基甲基苯丙胺，以及迷幻性仙人掌裡所含的三甲氧苯乙胺等都是。

藥局能買到哪種具亢奮作用的藥物？

在眾多苯乙胺類藥物中，唯一能在藥局買到的是麻黃鹼，這種物質能有效擴張氣管，達到止咳效果，是許多感冒藥裡都有的成分，但因為通常還會同時加有讓人想睡的成分，所以無法期待太大的亢奮效果。雖然藥局也有販賣麻黃鹼藥錠，不過藥局對這方面控管得很嚴，並不容易買到。

※1…被稱為搖頭丸之父的亞歷山大・舒爾金（Alexander Shulgin）博士，在著作裡自述曾將多達1g的此物質注入靜脈，但沒有效果。

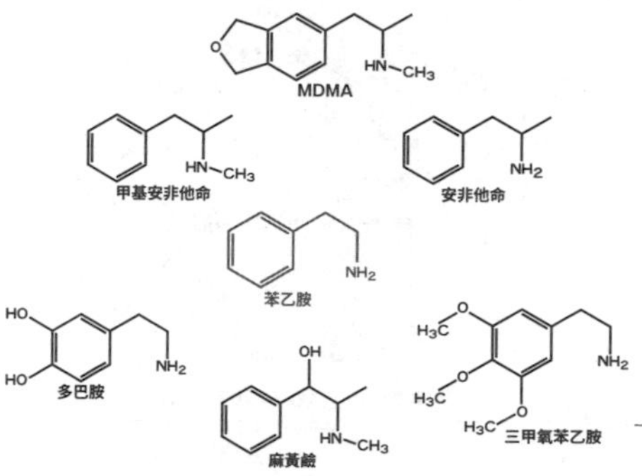

MDMA
甲基安非他命
安非他命
苯乙胺
多巴胺
麻黃鹼
三甲氧苯乙胺

能讓人上癮的苯乙胺類物質

唯一能輕鬆得手的只有止咳喉糖與麻黃湯。麻黃湯原本是用來減緩初期感冒症狀的中藥，可是若與咖啡因並用，雖然會抵消治療效果，但卻能達到連自己都有感覺的振奮精神作用，難怪考生會那麼愛吃止咳喉糖，完全能讓人理解。

不過麻黃鹼很容易產生耐藥性，也很容易累積疲勞，所以絕對不能濫用。

抗憂鬱劑裡的苯乙胺結構

目前日本所使用的抗憂鬱劑成分米那普侖（鬱思樂），也是一種苯乙胺類物質，當然擁有安非他命的結構，而在種種方面都領先日本十年的美國，更露骨地直接使用各種具安非他命結構的抗憂鬱劑。

其中的「苯乙肼」與「反苯環丙胺」，對治療重度憂鬱症及初期憂鬱症都有很大的效果，且逐漸為人熟知，若從分子結構來看，更能發現根本就是一模一樣，讓人忍不住要吐槽是雙胞胎嗎！而且作用遠比中樞神經興奮劑來得緩和。由於這些藥

Arecoline Hydrobromide

1.$NaHCO_3$

2.4-Cl-PhMgBr

Cocaline

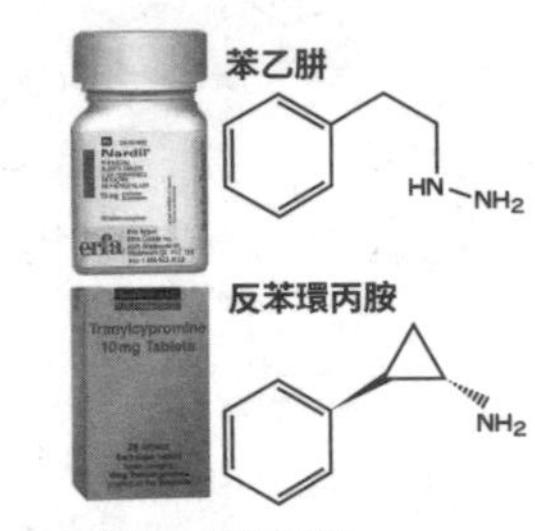

美國當地使用的抗憂鬱劑

物還在等待日本政府核准，因此一般民眾想看到可能還得再等許多年，也有可能最後的結果是等不到。

雖然目前部分藥物或許透過海外網站能買得到，但有很嚴格的服用限制，甚至有報告指出會出現嚴重副作用，若想放膽嘗試，就必須覺悟萬一服用後腦部出現問題，也只能自行負責，可別去跟醫院哭訴喔。

最強的振奮精神藥物是哪個？

附帶說明，就目前存在的醫藥品裡，最強的振奮精神藥物是d-型甲基安非他命。

d-型和l-型都是光學異構物（即使分子結構相同，只要立體結構不同就會改變分子性質），而混合d-型與l-型的則稱為d,l型（非法流通的藥物多為l-型和d-型）（※2）。

大日本住友製藥至今仍有在製造的「HIROPON」，就是此類藥物，成分當然與毒品一樣，但只會對特殊用途開出處方，所以一般人不可能得手。

※2…一般認為d-型甲基安非他命的效果是d,l型的數倍、l-型的20倍。

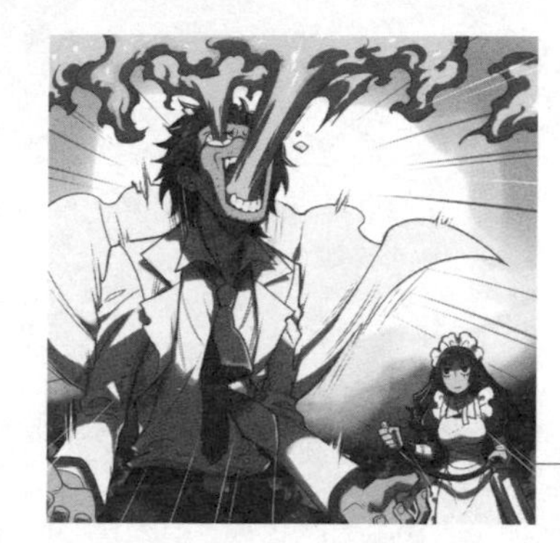

第2講 引發幻覺的藥

◐ 藥物發明源自植物蘊含的迷幻性

迷幻藥與多數藥物一樣，都源自植物。不知道是否該稱讚古人很熱中學習，似乎什麼都敢放進嘴裡吃，才會發現某些特定植物具有迷幻性。

具有迷幻性的知名植物有「烏羽玉（Peyote）」與「聖佩德羅（San Pedro）」等迷幻性仙人掌，主要成分是三甲氧苯乙胺。其他如某些鷚草屬植物，也具有微弱的迷幻藥成分二甲基色胺。菇類也是一樣，例如知名的神奇蘑菇，就含有西洛西賓成分。

另外只有狂熱粉絲才知道的非洲植物「Iboga伊博格（※1）」，根皮含有大量的伊博格鹼，是一種具強力迷幻性的生物鹼（※2）。

人們已經非常清楚這些天然迷幻成分的結構，所以今日流通的多數藥物（不論合法或非法），都是仿造這些結構合成而來。

※1…一般認為就是出現在福爾摩斯短篇集《惡魔的腳》裡的有毒植物。

※2…原本用來指植物鹽基性成分，但今日反而多用來指自然界的低分子、藥理活性成分。

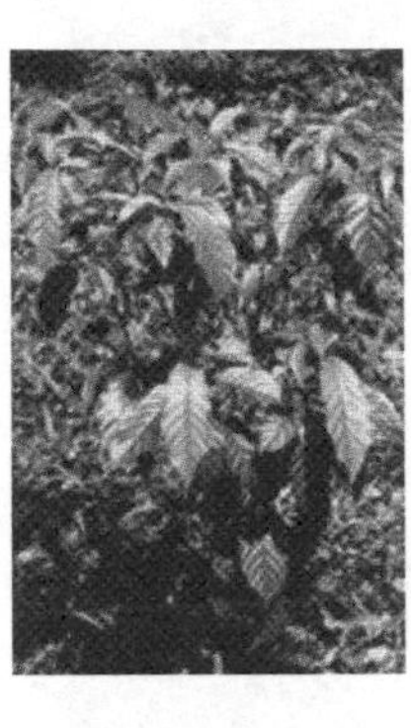

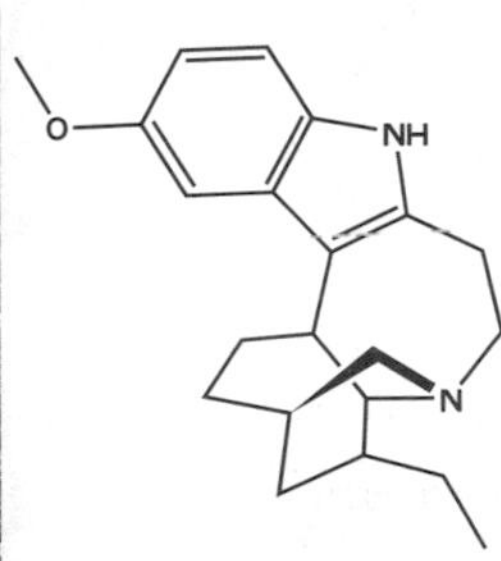

生長在非洲的夾竹桃科植物伊博格與其成分伊博格鹼

那麼出現幻覺時，我們的腦又會陷入什麼狀態？

大腦資訊出錯　幻覺的產生機制

為什麼會出現幻覺？幻覺又是什麼東西？——那就像眼前出現無數個曼荼羅般，小東西會變得巨大化，甚至會出現色彩與味道，也會聽見聲音，還看見小小的歐吉桑……。

這些迷幻藥會引發的症狀，若用一句話來簡單形容，就是「大腦處理資訊時出錯」。通常視覺是由大腦枕葉的視覺區負責，會將視覺資訊轉成我們得以辨認的資訊。簡單地說，我們眼睛看到的資訊，會被突觸的電氣訊號轉成我們所能認知的「資訊」。

而當這個知覺資訊陷入錯誤狀態時，就會引發所謂的「幻覺」，會看見原本應該只在夢裡才有可能看見的東西，就像醒著做夢一樣，所以會聽見聲音、聞到味道，這些都是五感對資訊的處理出錯所致，而所見的物體會有大小變化，也是因為距離認知系統超載的緣故。

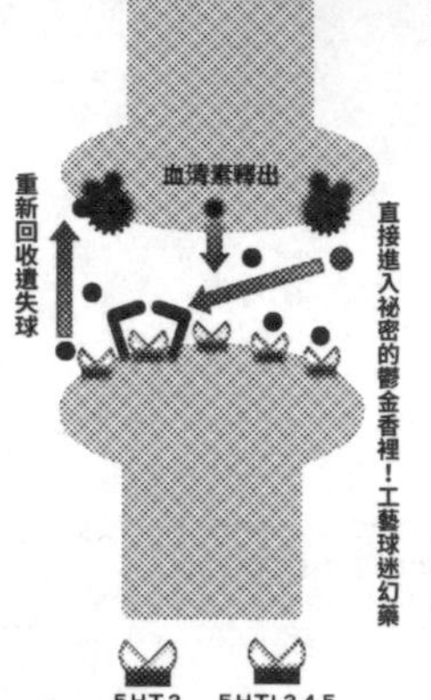

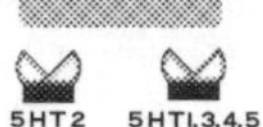

「5HT2受體」。迷幻藥就像無視小鋼珠遊戲規則的幽靈球

❻ 腦裡遭遇緊急狀態才會出現的神祕功能

事實上已知我們腦裡，存在會引發錯誤的受體（※３），導致眼前空間看起來變得扭曲，或讓小東西變得巨大。

其中一個是腦內神經傳導系統血清素受體之一的５ＨＴ２受體，這個受體會接收以ＬＳＤ為首，包含搖頭丸、西洛西賓、三甲氧苯乙胺等在內的各種具迷幻作用藥劑所含的物質，再發出錯誤訊號。

其實人類的腦裡，還存在各種平常不被使用的路徑，而不被使用的理由，主要是不想造成腦的負擔，但只要發生非日常的緊急狀態，這些平常不會現身的路徑就會挺身而出，例如遭遇車禍時，看四周會有如在看慢動作般，一切都變得緩慢，或發生火災時為了逃生，明明沒有戴眼鏡，卻能有如突然恢復視力般，清楚看到逃生路線而逃離火場……可惜這種有如超人般的力量，似乎會危害我們的腦，所以平常最好還是不要輕易動用。

※３…受體（接受器）是接收刺激時，能將這些刺激轉換成可使用資訊的工具。

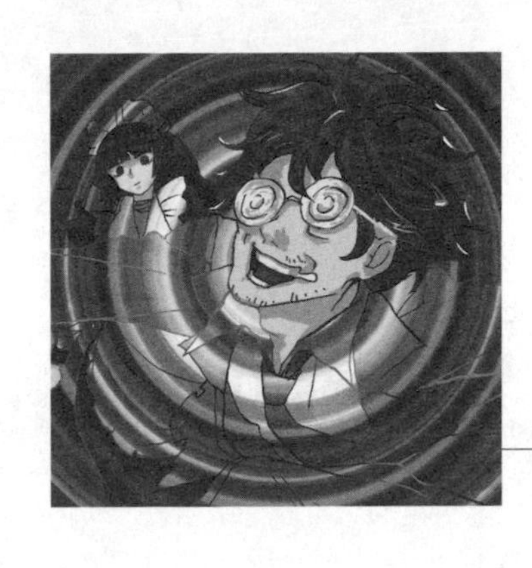

5HT2受體雖然也會接收正常的血清素，但就如漫畫《賭博默示錄》裡出現的小鋼珠「沼」一樣，是一種不易讓刺激進來的受體。簡單地說，最終不是進入其他的鬱金香裡，就是成為遺失球，而只要進去的球（小鋼珠）愈多，即使沒有吸毒，也會出現類似的感覺。

換句話說，腦裡存在類似毒品的物質，能打開這種隱藏在腦內的神祕功能開關，進而啟動特殊效果。

由於植物裡正好也含有能產生這種特殊效果的物質，所以人類就試著從中做出更強效的東西來，這就是迷幻藥。

第3講 操控夢的藥

只要做美夢，一整天心情都會很愉悅，但只要做惡夢，就會覺得渾身不舒服。

這個單元的主題就是夢。難道是要談安眠藥？當然不是，是要探討能操控夢，讓人做「美夢」或「惡夢」的藥物。真有能改變夢的藥物嗎?!或許有人會有這種疑慮，但其實這種情形還不少，只要看看抗巴金森氏症藥、抗過敏藥、甚至是抗憂鬱劑等藥物上的說明欄，就會看到副作用裡清楚寫著「惡夢」兩字。

夢與睡眠機制

有關夢的產生機制及夢所代表的意義，至今尚未被完全解開，既然還沒解開那也沒辦法，畢竟我們連對人體的架構也只掌握了一部分，瞭解得實在有限。

目前對於夢的研究，比較清楚的是在進入快速動眼睡眠（※1）時，腦裡的資訊處理裝置海馬會變得活躍，並將大腦新皮質裡的資訊轉換成影像顯示出來，所以在進入快速動眼睡

※1…睡眠時，腦波會出現被稱為快速動眼睡眠及非快速動眼睡眠的兩種波形，通常以90～100分鐘為循環週期，會整晚交互出現幾次這兩種波形，直到早上醒來為止。

	1% 以上	0.1 ～未滿 1%	未滿 0.1%	頻率不詳
精神神經系統	想睡	眩暈、站不穩 頭痛、頭重、失眠	顫抖 類似巴金森氏症狀	惡夢
肝臟		AST（GOT） ALT（GPT） γ-GTP升高	ALP升高	
循環系統	心悸		頻脈、胸內苦悶	
消化系統		噁心、食慾不振、口渴、腹部不舒服、便秘	嘔吐、胃痛、胃脹 腹部膨脹感、腹瀉	
過敏症			起疹、蕁麻疹、痛癢感	
其他		倦怠、無力、不舒服、四肢發麻、視力模糊	惡寒、發燙（顏面潮紅、灼熱感等）、多汗（冒汗與盜汗等）、BUN升高、尿中NAG升高、嗜酸性球增加、CK（CPK）升高	水腫

抗憂鬱劑Sediel的說明書裡，明確寫著「惡夢」兩字

眠時眼球會轉動，就是因為正在「看」腦裡顯現的夢。

當睡眠品質降低時，不僅會引發腦的疾病，也會影響運動神經，因為我們在睡眠中，會讀取清醒時（醒著時）所得到的資訊，進而判斷是否為必要資訊，並因此設法促使神經系統成長。這種情形不只會出現在課業的學習上，也會出現在學騎腳踏車和學跳舞等運動上，所以腦內會反覆練習要在哪個時間點上動用哪個肌肉，最終學會有效率的行動。

對於只動身體不動腦的人，我們都笑稱為「肌肉笨蛋」吧？這是因為連日來大量活動身體，導致腦幾乎將所有精力全花在如何有效率地活動肌肉上，沒有多餘精力用在語言和知識領域裡，才會讓這些領域變得「不擅長」。

既然是睡眠中看到的「夢」，當然希望能是優質的內容，所以接下來將具體說明能讓人做「美夢」與「惡夢」的藥物。

最適合受虐狂！盡情做惡夢吧

想做惡夢「β-受體阻斷劑」最有效，例如知名的恩特

第3講

來錠、可絡暢膜衣錠、天諾敏錠，但因為這些都是處方藥，當然不易得手，不過也不必太早放棄，實際上日本的藥局裡，有一種類似β-受體阻斷劑的藥物，披著生髮劑的面具在販賣。沒錯，就是「R●UP」。

R●UP裡含有會引發「惡夢」副作用的成分米諾地爾（※2），一天只要服用10mg，就會有很高的機率做惡夢。附帶說明，R●UP裡的含量濃度是1%，所以一瓶約有2g（2,000mg），只要喝上一口就很可怕。

當然為預防民眾誤喝，基本上刻意製造得很難入口，但若能忍耐這一點，就能在睡前同時服用R●UP和酒精。同時服用酒精的目的，在於讓血管擴張，以促進血壓上升，等這種作用緩和下來後，血壓自然會慢慢下降，此時腦裡深處就會湧現足以讓人留下心理創傷的可怕回憶，並與各種記憶混雜一起後重現，這就是惡夢！這似乎是因為當我們進入快速動眼睡眠時，腦只要得知血壓降低就會操作錯誤，讓種種不幸的回憶與不愉快的情緒資訊趁亂闖入夢裡，而且這種現象最常出

※2…原本是另一種降壓劑（β-受體阻斷劑）的臨床實驗用藥，但過度投入後竟意外得到讓實驗對象長出頭髮和增加體毛的效果，因此而誕生。

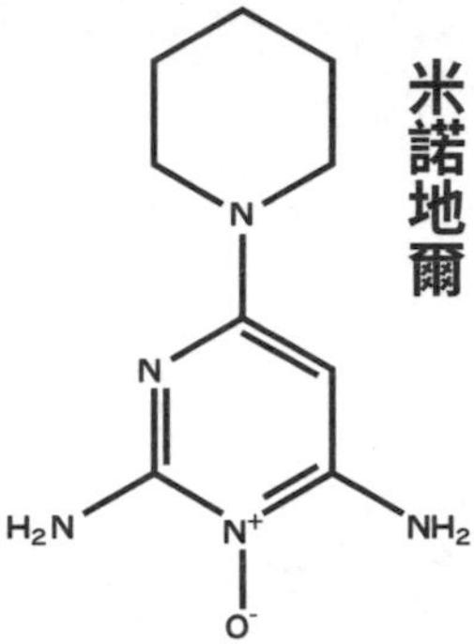

米諾地爾

H_2N　N^+　NH_2　O^-

原本是高血壓治療藥

現在入睡後最初的快速動眼睡眠時。順帶一提，要是一次喝下一整瓶，心臟就有可能因操作錯誤而導致死亡，請務必注意（※3）。

❻ 不論情色還是科幻儘管來　在夢中重現理想景況

治療主訴症狀是腿部發燙與發癢的「不寧腿症候群」時，會使用抗巴金森氏藥的「伯樂克錠」，而且日本從二〇一〇年一月起將這種治療藥列為健保給付對象，這一點大家是否知道？其實這個抗巴金森氏藥逐漸受到矚目，紛紛開始研究「副作用或許能有效控制夢？」已經有些國家的報告指出，別的抗巴金森氏藥存在與「夢」有關的副作用。

其中含有溴隱亭成分的治療藥，會將睡前看到令人印象深刻的影像，強烈反映在夢裡，因此引發話題。

就具體方法來說，只要不斷觀看想做的夢境內容來提高情緒，再少量服用1～2㎎的溴隱亭後上床睡覺，腦就會處理睡前得到的資訊，並化為理想的場景重現出來。採用這種方式，

※3…出現過數例被用來自殺。

能有很高的機率看到「美夢」。

很容易被忽略的惡夢藥

最近藥局多以OTC藥（非處方藥）販賣抗過敏藥，例如最常見的花粉症治療藥，其中有些花粉症治療藥會出現做惡夢的副作用，但據說算得上是惡夢的機率不到0.1％，純為一種誤差……話雖然這麼說，但因為這種治療藥通常會服用較長的期間，而且每天服用的總量也不小，所以相對會提高做惡夢的機率。

惡夢……即使不到這種程度，也會影響睡眠品質，進而打亂日夜的生活節奏，所以若發現服用抗過敏藥後，似乎變得怪怪的……或許就要懷疑會不會是因為服用抗過敏藥，導致睡眠出現不良影響。

這種時候只要換藥就能解決問題，不妨向固定求診的醫療單位詢問看看。

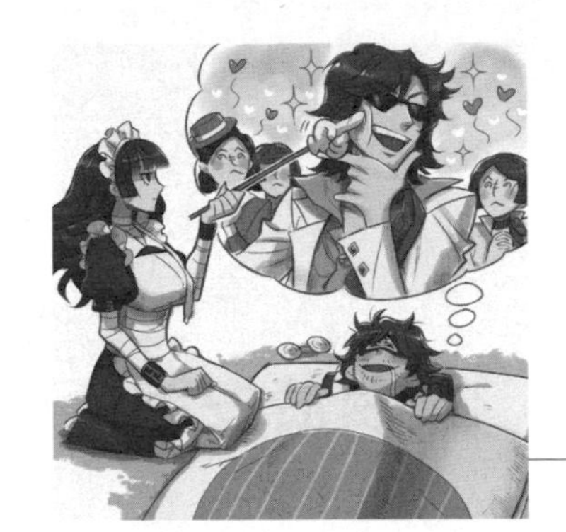

第4講 關於安眠藥

「我今天只睡了三小時！」某些自我意識較高的人，彷彿在以這種方式強調自己的無能，因為必須犧牲睡眠時間才有辦法製造自己的從容。不過是睡不著而已、比較淺眠而已、早上比較早醒來而已……但其實並非如此，在此就來徹底探討失眠的機制與安眠藥。

其實還滿複雜的　失眠的原因與種類

困擾許多人的失眠，其實有各種不同的種類，最具代表性的有遲遲睡不著&很難入睡的「入睡困難」、半夜醒來好幾次的「半夜覺醒」、總覺得睡不好的「難以熟睡」、一大早醒來後就再也睡不著的「太早醒來」等四種，而且這些障礙有時會以單種方式出現，有時則同時出現好幾種，就連憂鬱等精神問題和老化等現象也有可能引發失眠，甚至起因於內臟疾病。

能有效治療這些失眠症狀的藥物，多到數不清，即使沒有治療根本的原因，若只想解決「睡不著」的問題，其實一點也不難……這就是現代醫學的模範解答。

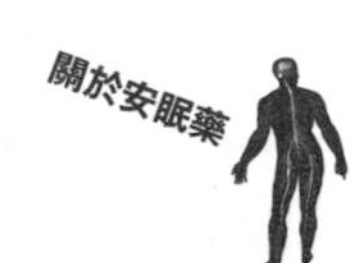

用法錯誤會很慘　安眠藥共有四種

到底什麼是睡眠？睡眠會週期性地重複快速動眼睡眠及非快速動眼睡眠，以一般健康的人來說，腦部活躍運作會讓人做夢的快速動眼睡眠占二成，意識被暫時阻斷的非快速動眼睡眠占八成。

順帶一提，「早上勃起」是快速動眼睡眠時會出現的生理現象，一般認為睡眠受到干擾時較容易發生（容易發現），若是靠鬧鐘等方式被叫醒的人，由於此時會大量分泌腎上腺素，因此身體會搶在意識恢復之前先覺醒過來，等到意識恢復時，身體也已恢復平常狀態，勃起情形就會消失。又讓人上了一課!!……回到前面的話題，影響舒適睡眠的原因有很多，所以安眠藥的種類也非常豐富，尤其是被稱為「苯二氮平類」的安眠藥，幾乎占了一大半，通常會依藥效強弱改變處方，因此分為「超短效型」、「短效型」、「中效型」、「長效型」四種，各依名稱所示來區分使用不同的藥效時間及強度。

與這種藥效時間有直接關係的是「半衰期」，雖然這個字眼近年來最常出現在與輻射相關的新聞上，但藥學上稱之為「排除半衰期」，指藥效減約一半所需的時間。若是半衰期為三~四小時的藥物，藥效到了早上就幾乎完全消失，但半衰期如字義般，係指藥效減為一半所需的時間，因此若是超過短效型（藥效減為一半需六小時以上）的「中效型」與「長效型」安眠藥，睡到早上醒來時，藥效仍會殘留在體內。

換句話說，只要是中效型以上的安眠藥，藥效就能維持到隔天，若是長效型，甚至能維持二、三天，所以千萬別粗心地隨意服用強效安眠藥，以免接下來只能在恍神的狀態下度過……。

吃一輩子也沒問題？　安眠藥其實很安啦

令人意外地是，就毒性來說，安眠藥幾乎無毒，只要遵守醫師的囑咐服用，幾乎可說完全不會危害到身體，因為目前的安眠藥多為「苯二氮平類」藥物，安全到想死都有困難，甚至

種類	學名	半衰期
超短效型	阿若南	2～4小時
	佐沛眠	4小時
	酒石酸唑匹淀	2小時
短效型	依替唑崙	6小時
	伯替唑他	7小時
	氯甲西泮	10小時
中效型	硝甲西泮	21小時
	氟硝西泮	24小時
	悠樂丁錠	24小時
長效型	氟西泮	65小時
	鹵噁唑崙	85小時

安眠藥的種類與半衰期

會造成身體的負擔比酒精還低。

儘管如此，似乎仍有許多人想得很多：「我的壓力有大到得靠吃安眠藥才行嗎……我得儘快脫離這種靠安眠藥度日的狀態才行……」其實這種想法本身比吃安眠藥還危險，因為失眠情形一旦加深，很容易引起更多嚴重的危害，一定要多注意。安眠藥只要依指示正確服用，絕對很安全，唯一要擔心的是，近年來有些人因為陷入苯二氮平類成癮症，反而造成症狀惡化的結果，為避免發生這種情形，必須服用藥效較弱的安眠藥，或減少服用的次數，所以務必與醫師商量過後再慎重使用……這一點絕對不能忘。

美國安眠藥快來吧　最新的安眠藥有什麼隱情？

日本處方的安眠藥多以苯二氮平類為主，但美國不只有日本這種安眠藥，還有能直接對腦內物質「褪黑激素」發揮作用的安眠藥，甚至連超市都有在賣，表示安全性得到確認，偏偏日本從很早很早以前就遲遲不核准。

第4講

褪黑激素在海外早就能上網購買，但日本不但沒有任何管道可以買到，甚至不被政府核准，這當然不免令人懷疑與厚生勞働省之間的利益有關，但若只顧著在意這件事，可就是我們輸了。

只是相對於核准海外來的威而鋼速度簡直快過十倍這一點來看，為什麼安眠藥就是遲遲不核准……？或許國會議員只有勃起障礙問題，而沒有失眠問題吧（笑）。

儘管遭受這種不公平的待遇，但能有效促使褪黑激素與褪黑激素受體發揮作用的安眠藥「褪黑激素受體促效劑」（商品名：柔速瑞膜衣錠8mg），終於在二〇一〇年四月被核准了。

只是效果雖然還不錯，但無法與抗憂鬱劑的氟伏沙明（無鬱寧）、以及多數抗菌藥並用，甚至不能和咖啡因一起攝取，很難讓人開懷大笑地迎接它的到來，但因為這是日本國內最能有效治療時差問題的藥物，所以說起來仍算珍貴。既然如此，那乾脆直接服用褪黑激素不就好了……我似乎能感受到這股抗議氛圍（笑）。成熟的大人們果然很卑鄙呢！

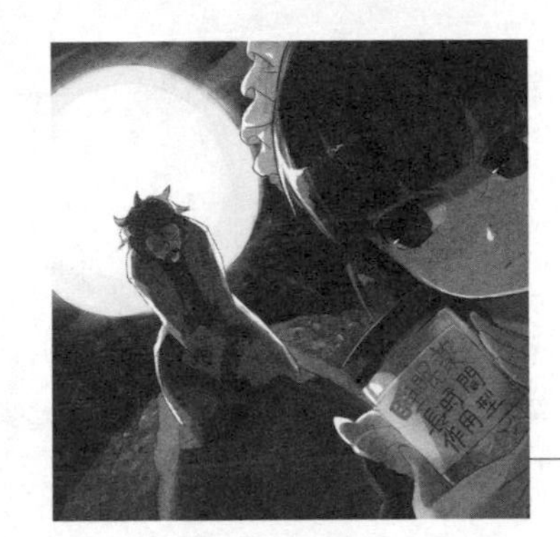

第5講 讓頭腦變好的藥

只要談到藥物一定會被問到一個問題……那就是「讓頭腦變好的藥」，可惜若真有這種藥的話，我早就自己拚命服用，讓每一個腦細胞都變成天才細胞、成為超級天才，然後劈腿全世界……不是，是跨足全世界，成為全球最活躍的人來震撼全世界，但實際情形是不只是在地面上苟延殘喘，甚至像個脫皮失敗只能在海底爬來爬去的大王具足蟲，默默地設法伸直背脊活下去。呵、呵、呵。

讓人忍不住苦笑三聲，因為根本不存在讓頭腦變好的藥，既然如此，為什麼坊間充斥號稱有這種功能的藥……這才是我想探討的事。

效果與意義及價值皆無　聰明藥的謊言

讓頭腦變好的藥，別名就是聰明藥，至少在稍早之前人們是如此稱呼它的，坊間到處有書籍標榜「這個厲害」、「這個真的有效」，有如光明正大刊登陰莖增大藥的垃圾郵件般，導致直到現在仍有許多信徒深信聰明藥的存在，真叫人困擾。

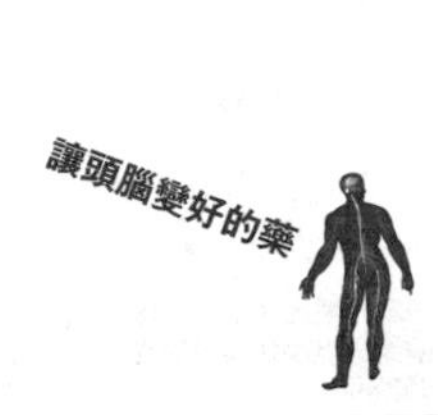

通常此類所介紹的藥，不外乎吡乙醯胺、長春西汀、甲基磺酸二氫麥角毒等三種，其次是這三種的衍生物，有如親戚關係般，名字也都差不多。最後是升壓素與褪黑激素等腦內荷爾蒙類藥物。

除腦內荷爾蒙這一組藥物外，通常俗稱聰明藥的藥物成分，原本是用來治療失智症……至少是為此而研發的。換句話說，一開始根本沒有人設想到會被用來刺激正常人的腦，儘管有許多內容很微妙的研究報告，但截至目前並沒有得到學會認定，也沒有任何醫師舉出（實質的）效果，當然也沒有大量實驗數據可以證明有效。

就算真的有效，也絕對沒人敢大聲說是因為猛吃甲基磺酸二氫麥角毒這種會影響腦生理功能的藥，才變得這麼聰明，何況今日已經得知甲基磺酸二氫麥角毒根本對治療癡呆沒有用，連研發者自己都曾公開表示「要是這種藥真能讓人變聰明，我自己早就吃了」。

附帶說明，在針對正常人的學力測驗進行這項藥物的實驗

第5講

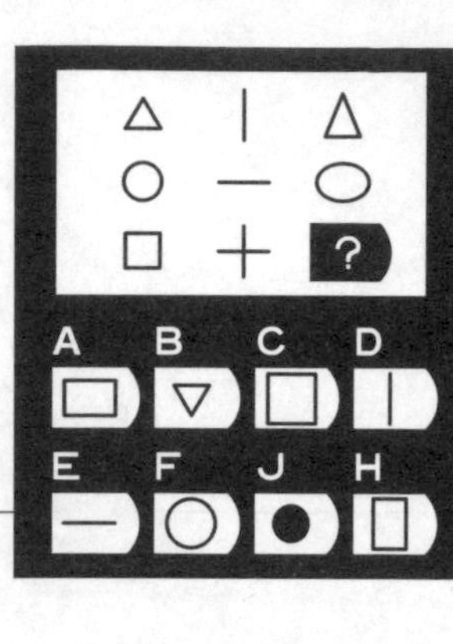

針對這類問題，會依能在一秒內解開、能在幾秒內解開、能在一分鐘左右解開、無論如何說明也解不開等結果，來判定人們的IQ。

後，同樣沒有任何報告指出有明顯效果，所以不妨認定這是沒有效果、沒有意義、沒有價值的東西。不僅如此，甚至有不少報告指出會引起頭痛、想睡、頭暈、噁心等副作用。明明沒有明顯的效果，只有明顯的副作用，卻被介紹成是很好的藥，讓人忍不住想大聲疾呼，別再做這種遜斃的蠢事了。

到底什麼叫做頭腦好？ 以IQ來說是指資訊的處理幅度

每個人各有自己對頭腦好的定義，但若以ＩＱ觀點來說，其實是「資訊的處理幅度很廣」。簡單地說，能同時處理複數個資訊的「極限」愈高，表示頭腦愈好，因此記憶力強、計算速度快，並不被列在「頭腦好」的範圍裡。

不妨將資訊的處理幅度想像成腦裡連結思考的道路，此時會讀取腦裡的種種資訊，然後對照先前已經彙整過的資訊，從中找出靈感或解決對策，而此時尋找的速度與力量若被化為數據，就是資訊的處理幅度，也就是ＩＱ。

為擴大資訊的處理幅度，會進行大腦訓練，也就是那些令

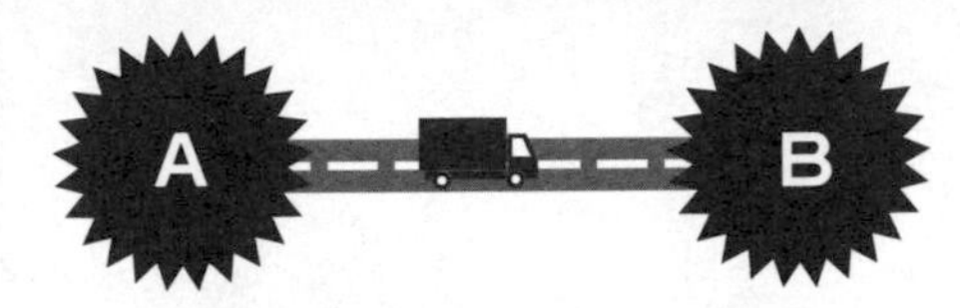

資訊的移動量很少=腦筋轉動得很慢

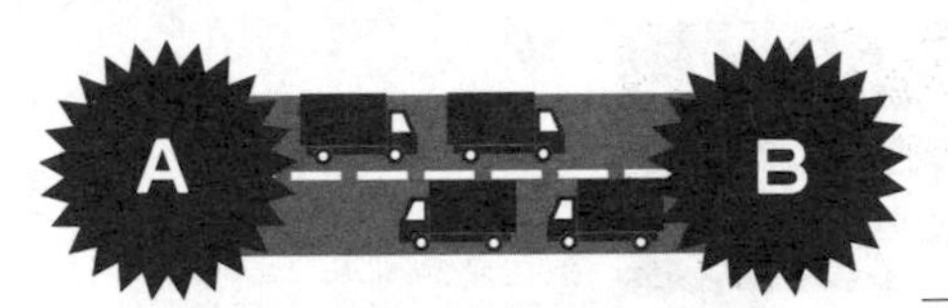

資訊的移動量很多=腦筋轉動得很快

這是將用來表現頭腦好壞的「資訊處理幅度」模式化的例圖，每個人的道路幅度都不一樣。

人玩到頭痛的遊戲，可惜這種訓練能達到的成長率與擴展幅度，通常很快就達到當事者的「極限」，只會讓人累積更多壓力。與其做這種無謂的掙扎，不如好好思考如何巧妙利用現有的道路，若隨著坊間流行的愚蠢腦科學話題起舞，心情跟著像洗三溫暖一樣也毫無意義。

附帶說明，只要訓練得宜，要提高ＩＱ測驗分數並不難，可見這種數字本身也沒有太大的意義……。

強力推銷硬要成為天才？

既然有如燒掉一片原野般，摧毀了大家的美夢，至少得稍微造林一下來補償，否則本書就沒有存在的意義了。若想提高資訊的處理速度來讓頭腦變好，「乙醯膽鹼酯酶抑制劑」會是不錯的選擇，因為乙醯膽鹼缺乏時會造成智能降低，因此有人認為「那設法提高濃度不就行了？」前述抑制劑就是在這種思維下研究出來的藥物。

據說乙醯膽鹼分泌過剩是人們發現心理創傷的契機，就充

第5講

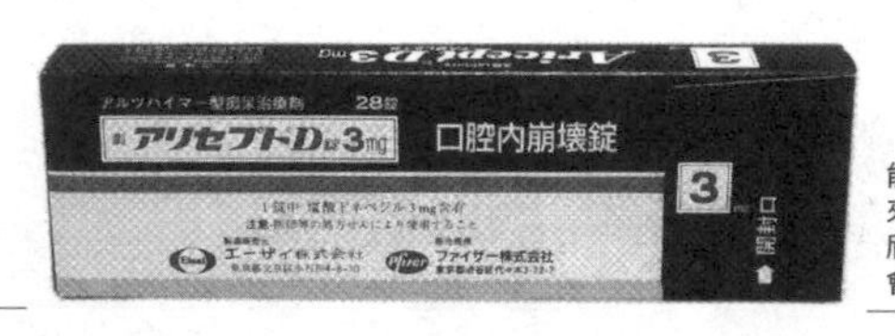

能增加腦裡的乙醯膽鹼來提高記憶力的「愛憶欣」。若持續使用恐怕會引發腦部疾病……。

斥假設學說的腦生理學來說，算是比較值得相信的說法，所以當年許多被最強的乙醯膽鹼酯酶抑制劑沙林（毒氣）攻擊的人，都因為吸入沙林導致乙醯膽鹼過剩，從此對事件的記憶根深蒂固，直到現在仍得接受心理治療。

就能提高記憶力這一點來說，乙醯膽鹼酯酶抑制劑有一定的效果，一般認為即使是正常人，只要攝取一點點，應該都能在記憶力測驗上得到效果。

多奈派齊是能增加腦內乙醯膽鹼的物質，以「愛憶欣」為商品名上市販售，且專利權在二〇一〇年到期，成為網站上的廉價藥物，但因為沒有針對正常人若持續服用會有什麼副作用做過研究，加上有些專家指出可能是造成叢發性頭痛等神祕疾病的原因，所以仍具有引發腦部疾病的可能性……這一點千萬別忘了。

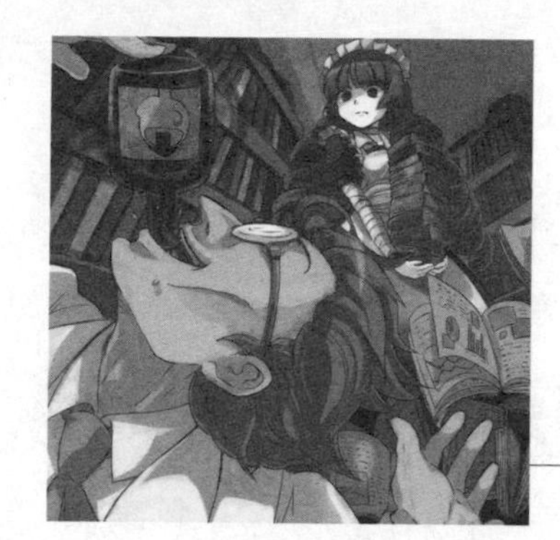

第6講 對憂鬱症有效的藥

❶ 精神疾病？腦部疾病？憂鬱症是這種病

憂鬱症是腦的疾病，雖然屬於精神上的問題，但發病原因不在精神，是一種很麻煩的疾病，不過重要的是它「適用健保」，這就表示國家認定憂鬱症是一種疾病，所以不是「只要努力就能治好」這種精神論可以解決的問題。憂鬱症的主要症狀有心情不佳、無法感動、提不起勁做事、沒有生氣、失去生存的意義、最後連自殺的力氣都沒有，基本上可以診斷為五類，但不像身體上的疾病一樣，因為有五種症狀才被診斷為五類……實際上沒有這麼單純。

就患者的外表來說，看似完全健康，除了沒有活力外，基本上和一般人沒兩樣，加上並非全年無休地陷入低潮狀態，而是有時心情好、有時心情壞，導致病患本人常以為是自己想太多，所以才難以被認定為是疾病。

這麼說或許有人會想問，那究竟和健康的人有什麼差異？老實說這部分並沒有被完全解開。

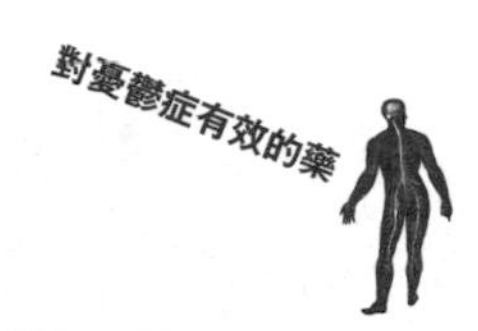

偶爾會聽到的血清素假說是什麼？

「憂鬱症的原因是這個！」電視等媒體上常提到「血清素假說」，彷彿這是常識一般。但其實純為「憂鬱症的一部分原因可能來自這個吧？」的程度，若原因真的只有這個，早就被當成治療目標，藥物也會發揮100%的威力，早就沒有憂鬱症病患啦。

血清素假說的主要主張是，憂鬱症病患的腦內神經傳導物質血清素減少……實際上在確認過因憂鬱症而自殺的病患腦部後，發現多數病患的血清素濃度確實比較低，所以這個假說才會得到支持。

許多研究都依這個血清素假說來驗證血清素周圍的神經傳導，因此對血清素及受體已經瞭解得相當透徹。血清素的結構是「5-羥基色胺」，是神經與神經之間用來傳導的物質，而血清素還有許多受體，目前分為一～七個亞型，第一個亞型又可細分為A、B、D（人類不存在C），第二個亞型可細分為

A、B、C，第五個亞型可細分為A、B，共十二種，相信今後應該會持續增加。

分泌多巴胺時雖然會讓人心情愉悅……

近年來醫療現場會併用對「多巴胺」及「正腎上腺素受體（※1）」有效的藥物。

被視為引發憂鬱症原因的血清素，不論在腦裡增加還是減少，通常都需要一點時間才能影響到情緒表現，相較之下，多巴胺及正腎上腺素只要出現增減情形，就會立刻影響精神層面。能促進分泌多巴胺的代表性藥物之一就是毒品，若從吸食中樞神經興奮劑、海洛因、搖頭丸（※2）等各種毒品氾濫的情形來看，或許毒品可說是最強的多巴胺分泌促進劑，但毒品能帶來的效果畢竟非常短暫，加上事後的副作用很可怕，當然不可能拿來治療憂鬱症，何況這是違法藥物，已經不是用不用的問題了。

綜上所述，若一口氣大量增加多巴胺反而引發躁症也沒有

※1…腎上腺素的英文，是adrenaline或「epinephrine」，因為生物學界與醫學界用語不同，生化學界常用adrenaline，至於正腎上腺素的英文則以noradrenaline較為普及，很少人會用norepinephrine一詞，導致誤解也很多。

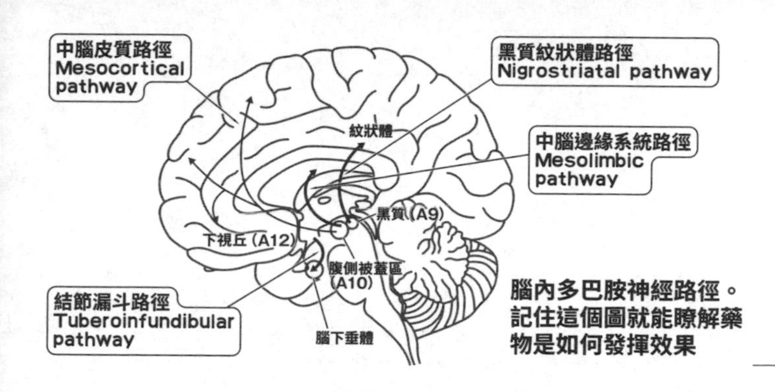

腦內多巴胺神經路徑。記住這個圖就能瞭解藥物是如何發揮效果

意義，所以通常基本做法是設法緩緩增加，就是靜待血清素穩定下來以慢慢增加，尤其在日本，以往最喜歡使用「舒必利（硫苯酰胺）」。

會說是以往，主要是因為現在的醫師都不會一開始就對憂鬱症病患開出這種藥，導致這種藥愈來愈少有露臉的機會。

從腦內神經路徑來學習藥物效果

回到前面的話題，在這之前請先看一下上面的圖，腦裡存在四種多巴胺神經路徑，並朝四個方向延伸，且各自的作用都不同，只要記住這些，就能理解藥物是如何發揮作用。

首先是「中腦邊緣系統路徑」與「中腦皮質路徑」，這兩個路徑延伸自讓人們感受喜悅與快感的「腹側被蓋區（A10）」，又稱為「A10神經系統」，不論性行為時感受到的快感，還是打招呼時的心情舒暢感，都是由這個支撐我們生存慾望的神經系統負責。

其次是「黑質紋狀體路徑」，負責調節身體的節奏，例如

※2…已知搖頭丸也能促進血清素受體發揮作用，所以舉止動作比較複雜。

巴金森氏症病患就是因為多巴胺濃度降低，才會無法自由活動身體。至於「結節漏斗路徑」則不同於負責控制肌肉活動的「黑質（A9）」，主要在控制荷爾蒙的平衡。

請再看一次神經路徑圖，會發現所有神經路徑雖然都往外延伸，但彼此的出發點都很近，所以能有效刺激多巴胺的藥物才會引發各種副作用。例如前面提到的舒必利，因為會增加所有神經路徑裡的多巴胺，導致啟動了結節漏斗路徑裡分泌母乳的開關，因此只要女性服用舒必利，就會有很高的機率分泌出母乳來。此外，抗巴金森氏藥也會增加黑質紋狀體路徑裡的多巴胺，能對橫向的A10神經系統發揮作用，因此發揮增強性衝動的效果。

❻ 到頭來究竟什麼藥最適合用來治療憂鬱症？

憂鬱症的診斷方法，當然只能靠醫師診斷，除此外別無他法，說得更白一點，就是完全只能靠醫師的判斷來「診斷」結果，所以若不幸遇到庸醫，原本能治的病也會治不好，偏偏我

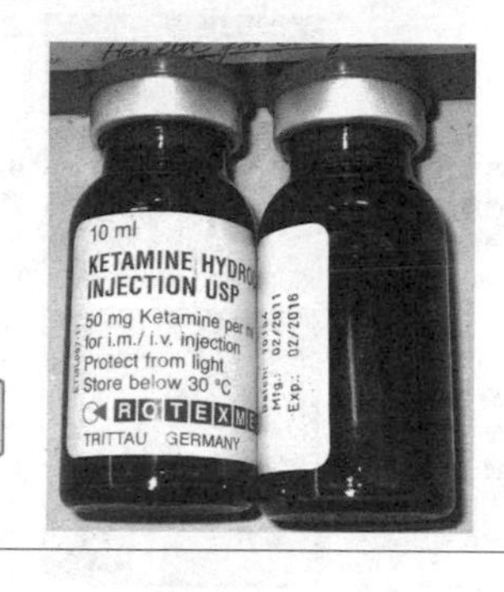

K他命於2007年被指定為毒品，但因為是不會抑制呼吸的安全麻醉藥，所以目前仍被廣泛利用。

們又很難看出誰是庸醫，顯見選擇醫師是一門很難的學問。

而且被開立的藥物雖然都有一定的效果，但也都有一定的副作用，表示只能發揮一部分功效。若以莫非定律來看，精神力強到有辦法承受長時間接受診察的人，說不定根本不是憂鬱症。

但話說回來，目前也只能以藥物方式來治療憂鬱症，因此通常會開出類似輕度安眠藥的「SSRI」與「SNRI」等抗焦慮劑來增加血清素。首先會讓病患服用兩星期這種藥，再利用門診時確認是否有效，若有效就繼續增量，若無效就換成別的藥……這就是憂鬱症的主要治療法。

前面提到的舒必利雖然已經是老藥，但若問是否有較新的多巴胺刺激藥，只能說很遺憾，目前仍在研發中。以前還曾頻繁使用過可算是處方中樞神經興奮劑的「利他能」，但因為有些蠢蛋濫用，也有些小人造假接受診斷後，拿到藥就轉賣，問題一籮筐，於是自以為聰明又不懂得變通的政府，乾脆禁止開立這個藥物。

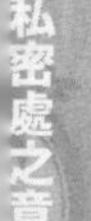

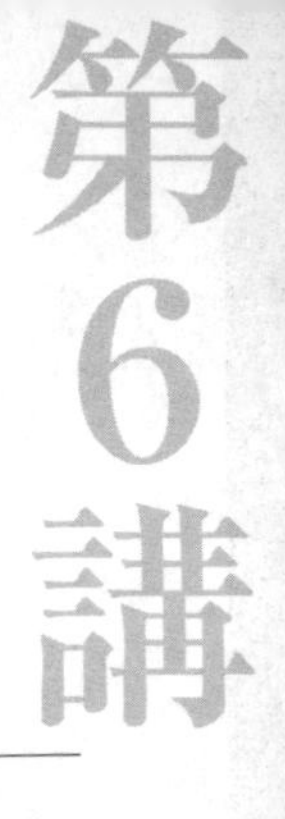

第6講

抗憂鬱劑「SSRI」的運作機制

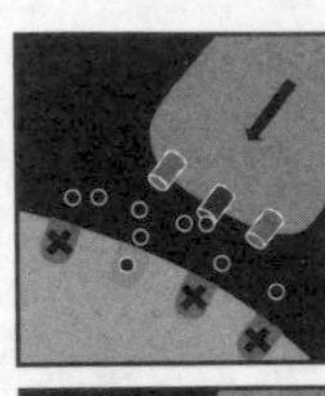
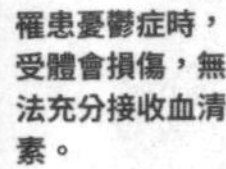

1
罹患憂鬱症時，受體會損傷，無法充分接收血清素。

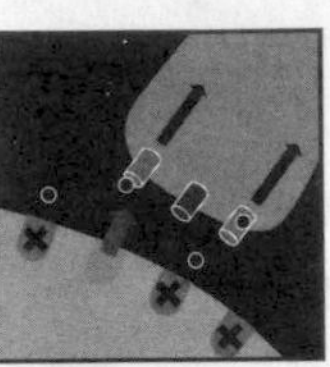

2
失去依歸的血清素，只好回流到發送端的接收口。

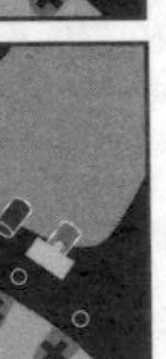

3
此時只要服用SSRI，就能堵住發送端的接收口，促使血清素停留在突觸這一端。

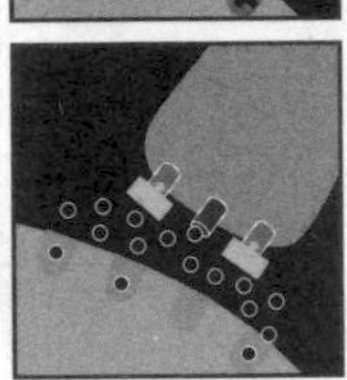

4
只要血清素累積到一定的量，就能促進接收端的細胞活化，有助再度傳送訊號，進而改善憂鬱症的症狀。

所以就現狀來說，沒有實質上能幫助增加多巴胺的處方藥。

或許到頭來會讓人大失所望，根本無法期待對憂鬱症有效的藥，但即使不使用藥物治療，某種程度上還是能控制多巴胺的分泌，這也是多巴胺的優點所在，例如對輕度憂鬱症很有效的水土療法，就是只要換個生活環境，腦就會為了接收新資訊而活躍起來，讓人沒時間感到憂鬱！就這麼簡單（笑）。

此外還有利用電擊治療的方法，以及可算是腦部心律調節器的裝置等，都是美國採用的治療法之一。藥物方面也因為麻醉藥K他命具有速效性，目前正努力進行臨床實驗中。

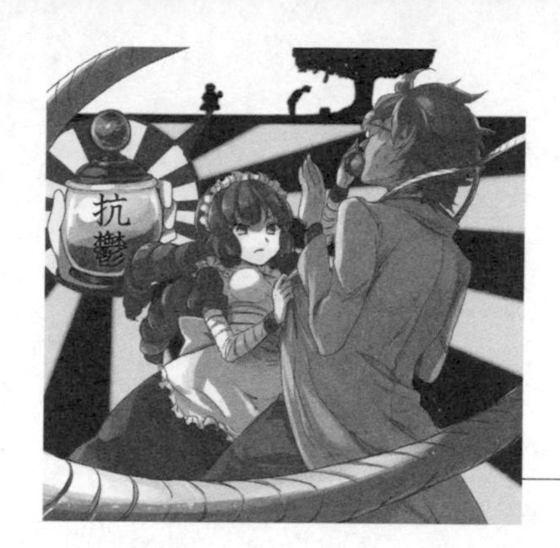
抗鬱

第7講

治療頭痛的藥

老實說內容都一樣

提到止痛藥，種類多到數不清，到底該買哪一種才好……這種無謂的煩惱，往往讓人更頭痛。

藥局賣的成藥，基本上原價都很低，售價卻訂得很高，難怪會被說是暴賺。實際上這些成藥的價格設定，常常是健保給付前的好幾倍價格，而且被視為理所當然。

所以藥局及藥妝店等商店，在成藥上能獲得龐大利潤，因此飲料和食品及日用品，才會以便宜超商一大截的破盤價販賣……這就是真正的原因。

主要成分有四種，包含代表性的止痛藥百服寧A裡的「阿斯匹靈（乙醯水楊酸）」、泰諾及益斯得寧錠所含的「乙醯胺酚」、IVE裡直接用成分名來表示的「布洛芬（異丁苯乙酸）」、以及樂松片S等所含的「洛索洛芬」（※1），但是否這四種就能解決所有不同種類的頭痛原因，答案當然不是。

阿斯匹靈和布洛芬以及洛索洛芬是常見的處方止痛藥，屬

※1…雖然也含有鄰乙氧苯甲酸胺、安替比林、咖啡因等成分，但與處方藥相比，含量都在誤差範圍內，很難期待效果，因此可以不必考慮。

於非類固醇消炎止痛藥的一種，稱為「NSAIDs（※2）」，只有乙醯胺酚是非NSAIDs的止痛藥。

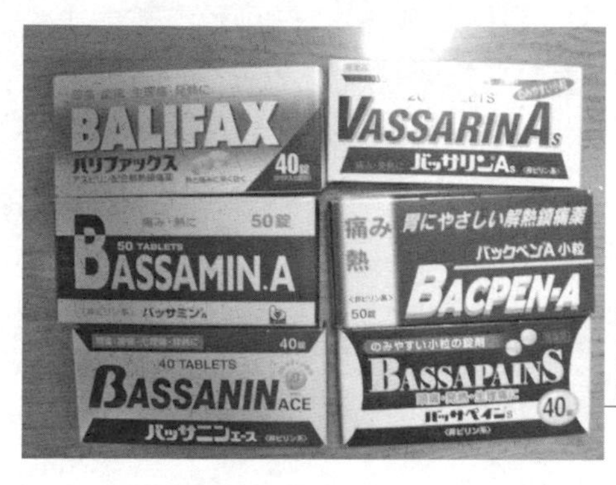

這些都是常見的百服寧止痛藥，不但內容很類似，連包裝盒的設計都差不多。

應該先問為什麼會頭痛啊？

這個問題很難回答，雖然頭痛大致可分為「緊縮型頭痛」、「偏頭痛」、「叢發性頭痛」等三類，但除了緊縮型頭痛外，至今頭痛的原因尚未被完全解開，只大概知道頭痛來自體內某處受到壓迫而發炎，並在體內物質之一的前列腺素（※3）作用下，增強了頭痛的訊號，才會引發頭痛。

既然如此，真有可能徹底治好我的頭痛嗎！有這種疑慮的人請放心，即使原因還不夠透徹，仍有辦法治療，只要懂得分辨藥物，並告知醫師的話，絕對能一下就開出正確的處方藥，幫助你提升QOL（生活品質），也能恢復MP（魔力）、提升INT（智能）和MIN（精神力）吧（隨便說說的）。

※2…「Non-Steroidal Anti-Inflammatory Drugs」的簡稱，是體內COX1～3的前列腺素生成抑制劑。

第7講

素人也能診斷的頭痛症狀

「緊縮型頭痛」幾乎都會併發肩膀痠痛和眼睛疲勞的症狀，若服用成藥一小時後，症狀仍然沒有改善，不妨認定就是「偏頭痛」或「緊縮型＋偏頭痛」，只要服用布洛芬或洛索洛芬，通常就能減緩，若是週期性「像鐵鎚在敲」一樣頭痛的人，就屬於「叢發性頭痛」。雖然這是約略的分法，但即使是素人也能診斷得出來。

緊縮型頭痛是因為肌肉緊張引起發炎，最後才造成頭痛，症狀較輕時，只要服用NSAIDs藥物就行了。但這種處置法純粹是在壓制疼痛，若長期服用，很可能真的引發嚴重發炎情形，最好還是接受醫師的診察，才能有助維持日後的健康，因為接受醫師診察，只需付三成費用（健保適用）就能得到藥局沒有在賣，但效果更好的藥。

例如藥效緩和的苯二氮平類藥物（藥名：氯氮平或依替唑侖），以及NSAIDs裡效果最好的洛索洛芬鈉（藥名：樂

※3…前列腺素有許多種類，今後有機會再詳細介紹。

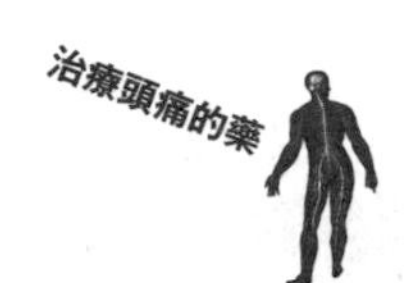

松片），不過強效的ＮＳＡＩＤｓ會連抑制胃黏膜的酵素一起阻斷，因此會同時開出保護胃黏膜的藥物，甚至開出維生素Ｂ群，以促進神經再生。

最有效的方法是先泡個溫水浴來放鬆身心，之後再做伸展操，然後吃藥、睡覺。只要如此治療幾天，多數人都能大幅改善症狀。市售的成藥裡，並沒有苯二氮平類藥物，而維生素Ｂ群不但昂貴，通常含量也很低。

至於偏頭痛則不同於一般的頭痛，即使是ＮＳＡＩＤｓ藥物也很難發揮功效，雖然有幾種專用的治療藥，而且都能抑制大部分的症狀，但都屬於處方藥，若有疑似偏頭痛的情形，只要去內科接受診察，就能得到處方藥，效果也都很好。叢發性頭痛同樣也有治療藥，但種類一樣不多，其中有些藥物甚至得去專門的醫院看診才能得到，所以不妨先去內科就診看看再說。

明明架上有那麼多種止痛藥，沒想到實情是只由四種微妙又老舊的成分組成，根本派不上用場，只是在搶錢，簡直就是

一般社団法人 日本頭痛学会
Japanese Headache Society.
Sitemap
English
Login (会員専用)

日本頭痛学会
Japanese Headache Society.

代表理事挨拶 | News&Topics | ニュースレター | 学会概要·組織 | 入会案内 会員情報更新
頭痛学会誌 | 頭痛ガイドライン | 国際頭痛分類 | 会員専用コンテンツ | 研修医·医学生へ
Headache Master School 2013 in Asia | 頭痛ダイアリー | Link | サイトマップ
第44回 日本頭痛学会総会

【事務局】〒338-8577 埼玉県さいたま市中央区本町東6-11-1 埼玉精神神経センター内
TEL：048-840-2700 FAX：048-840-2701 Mail：info@jhsnet.org

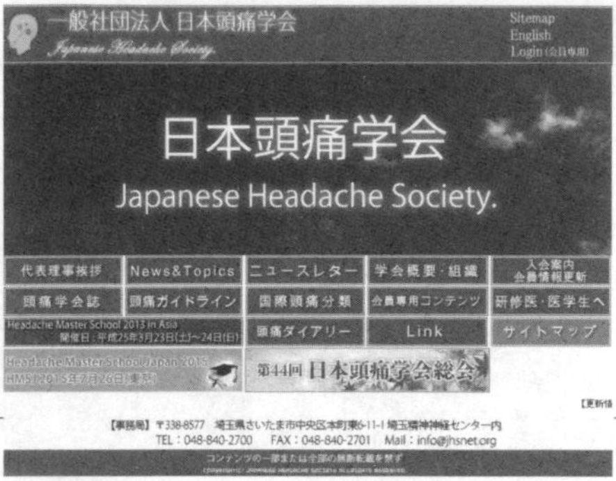

上日本頭痛學會官網查詢，可輕鬆得知哪裡有治療頭痛的專業醫師（https://www.jhsnet.org/）。

逼人上醫院嘛！說穿了就是這麼回事。

❶ 知道這些事嗎？ 止痛藥的副作用

許多止痛藥都會損害胃黏膜，因為前列腺素的抑制作用不只會出現在疼痛的地方，也會出現在體內其他發揮正常功能的地方，所以醫師開立止痛藥時，才會同時開出胃藥。

不僅如此，藥物服用過多也是引發頭痛的原因之一，例如「藥物過度使用性頭痛」就是因為緊縮型頭痛的人服用太多止痛藥，才引發這種疾病，成為新型的頭痛種類，更成為一大問題。

此外，乙醯胺酚和NSAIDs也會引發一些副作用，就是增加胰島素的分泌，進而阻礙中性脂肪的分解，造成止痛藥吃得愈多反而愈肥胖的情形。美國有許多人吃阿斯匹靈都像在喝汽水一樣頻繁，難怪會有那麼多肥胖的人，說不定背後就存在這個因果關係。

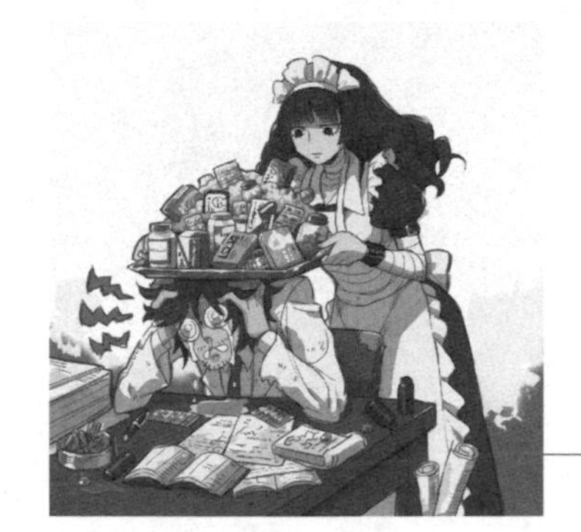

科學素養

這種詭異的書談論這種話題，或許有些詭異，但最近不知道是否正在流行否定現代科學，有愈來愈多話題都在談論「只要～就能瘦身」、「再不減少攝取糖分就會死」、「食品添加物有毒、攝取過多會罹癌」，由於討論的聲浪愈來愈大，很難不讓人矚目。但對這些內容，千萬別囫圇吞棗、照單全收。

意識太高反而危險

人類是能輕鬆就想盡量輕鬆的生物，所以一聽到「只需～不用思考太多」時，很容易不自覺地想去參考那種說法。

但其實冷靜想想就會明白，想要照吃不誤也能瘦身，除非是攝取的熱量低於基礎代謝量（只吃萵苣），或熱量被奪走（吃冰塊，但只要有加糖水就會輕易超出被奪去的熱量，很不實際），否則根本不可能，只要有上過小學的烹飪課，絕對能明白這種說法很不可信。

什麼只要喝了這個就能瘦身，若真是屬實的話，那絕對是毒藥，但毒藥絕不可能被核准以營養補充劑（所謂的保健食

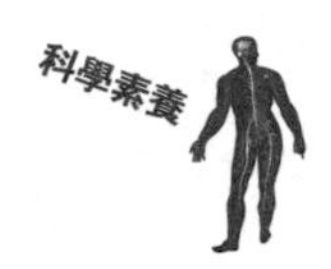

品）的姿態販售，所以根本想也不用想，都能知道這是不可能的事。

最近有些人對科學似乎產生過敏，極力想避開，可是既然活在現代社會裡，老實說只會讓這些人產生障礙。

例如乍聽之下不易懂的EM菌能消除輻射這種詭異話題，若就科學的原理原則來思考，要消除幅射等於要消除釋放出輻射線來的元素性質，換句話說，只能改變元素本身。

若是α射線，或許只需稍微下點工夫就能有效遮斷，但其他的β射線（電磁波的發射速度非常快）和γ射線（與光一樣的電磁波），並非靠菌的力量就能遮斷，既然無法遮斷，還想消除輻射線，當然只能設法改變元素本身，而這種事就和想從鉛裡製造出金來沒兩樣，因為元素的變化，不在我們生物能力所及的範疇裡。

不過話說回來，大多數的主張是否正確，只要我們擁有國中程度的理科素養，應該都能判斷得出來。反過來說，會用這些主張來騙人的人，當然也會設法尋找容易被騙的對象，若不想被當成冤大頭，最好還是努力擁有一定程度的素養。

從盲檢法來判斷實驗結果

在此介紹一個能識破謊言的技巧。在顯示保健食品效果的實驗裡，多數都沒有採用盲檢法，因此有時只要確認是否有採用盲檢法，就能輕易判斷是否有蹊蹺。

盲檢法會被用在科學實驗等論文裡，尤其是臨床類的實驗，會將具有藥效的藥物用在實驗對象身上，以確認藥效達到什麼程度，可說是確認藥效時必經的驗證手續。

例如想驗證A止痛藥的藥效時，會對某一群實驗對象說「這是止痛藥」，再對另一群實驗對象說「這只是安慰劑，裡面沒有任何化學成分」，此時的心理作用會影響最後的實驗結果，而保健食品的實驗就是巧妙利用這種心理作用，引導實驗對象說出「疼痛減緩」的感想，再大刺刺地刊登出來，這種有如垃圾的論文四處可見。

不僅如此，人們的主觀認定有時也會影響血液裡的藥效呈

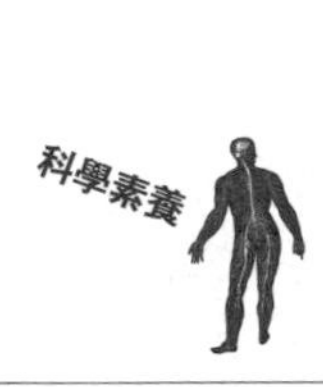

現結果，例如在降血壓藥的實驗裡，即使只是給實驗對象服用葡萄糖塊等安慰劑，剛開始呈現的血壓降低情形，和服用真正降血壓藥的實驗對象一樣。多數保健食品就是利用這種安慰劑效應在賺錢，若說得誇張一點，就算推出能消除關節痛的可麗餅，或推出能降血壓的拉麵，應該都不是問題。

話題扯遠了，回到前面的話題吧。

即使這麼說明，但一開始進行實驗時，就已經知道A群和B群的實驗對象裡，哪一群才是服用了真正的藥物，所以實驗結果當然會受心理作用大大的影響。

因此必須由第三者負責管理，讓所有人都無法得知A群和B群的實驗對象，到底哪一群才是服用了真正的藥物，才有辦法以更科學、更冷靜的態度來評價實驗結果，這種方式稱為雙盲檢法。甚至可以採取三重盲檢法，在負責分析的第三者也不知道的情況下，再利用第四人來驗證。

盲檢法的英文是「blind trial」或「blind experiment」，多數可靠的論文都會標明採用幾重盲檢法進行實驗，所以若沒有標明，閱讀時不妨心裡先有個底「這可能是垃圾論文」。

不過比起這些實驗結果來，讓問題更複雜的是，這些商品往往會有醫師或某某治療師、某大學教授出面推薦，即使內容根本是假科學，這些人的身分也會讓人覺得煞有其事。

因為是出自擁有醫師執照的人的說法，讓問題更麻煩，例如最近蔚為話題的「癌症不用去管它，既不必接受化療、也不必動手術」的莫名其妙理論。這是一名想法很有問題的老醫師所提出的奇怪理論，儘管遭到大多數醫師和現役醫療相關人員徹底否定，但仍因聳動＋醫師身分的力量，在社會上引起大騷動。

不論大學教授還是醫師，說穿了也是人，即使有比率上的差異，世界各處仍免不了會有這種笨蛋與白癡，若只懂得從位階或身分來判斷事物，等於在放棄自己的思考。

「只要買這個符咒，就能讓你免受輻射線的侵襲」，這種話很少有人會信，但「只要吃這個保健食品就能瘦身，實驗結果在這裡」的說法，卻往往能騙倒不少人。

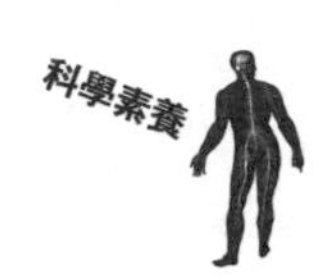

幸好我們生活在資訊化社會裡，儘管到處充斥這類假資訊，但同時也存在無數的反駁意見，只要上網搜尋一下，就能輕易蒐集到許多資料，這一點千萬別忘了。

到底應該相信哪一邊的意見？或許很多人都有這個疑問，但並不是沒有方法可以應對。

首先是訴諸情感的內容（什麼「謝謝」這句話可以讓水變清澈之類的），不妨認為都有問題。其次是聽起來很悅耳（不用這麼努力沒關係，只要做自己就行了），但其實根本沒有料的內容。再來是原本無害的東西，突然被說成有害，還同時極力介紹另一個無害的東西時……只要遇到這種情形，不妨認為都是黑心商人刻意捏造出來的假象。

身體之章

第8講 抗老化的藥

性激素、AGE（最終糖化蛋白）、自由基、營養均衡、酵素濃度等等……這些老化因子都會促使「年齡」顯現在我們身體上，該怎麼做才能恢復青春？這就是主題。

壞處太大？ 補充人類生長激素

愈年輕的人，血液裡的性激素愈多，並隨著老化逐漸減少。這麼說來，支配性激素的生長激素，是否具有恢復青春的效果？這就是曾經引發好萊塢富豪之間，想補充「人類生長激素」來抗老化的風潮開端。

在經過不斷的研究後，發現利用DNA重組技術，能有效讓大腸菌製造人類生長激素，於是美國威斯康辛大學的研究人員，以二十多名老人為對象，進行補充生長激素的實驗，想藉此達到抗老化的效果，沒想到平均體重減少三公斤，體脂肪率也降低，連老化常見的末梢部位脂肪也變少，體力測驗也出現明顯效果。人類生長激素進入體內時，會變化成「IGF-1」，並促使各種荷爾蒙平衡產生變化。簡單地說，會讓身體產生

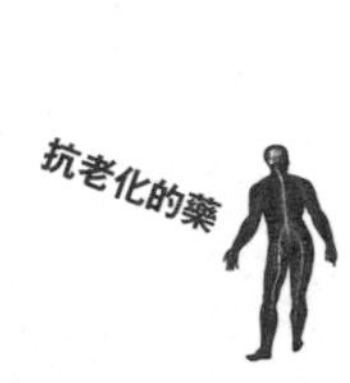

「我還很年輕」的錯覺，因此分泌出性激素等各種荷爾蒙，促使組織重新活化。

得知這項實驗結果後，全世界的醫師們開始將人類牛長激素當成恢復青春的特效藥而濫用，結果引發了問題。首先是攝護腺癌的增加，接著報告指出乳癌也增加，因為老化的體內突然接收到過度年輕的種種訊號，導致出現罹癌等嚴重副作用，讓人無法再坐視不管。不過罹癌風險與現況的恢復青春效果非常難以取捨，有些人認為「雖然會有致癌風險，但機率並不高，所以應該積極使用，才能提高ＱＯＬ」，也有些人認為「要是罹癌就沒有意義」，極力主張應該禁止，可說完全分成兩派。

儘管這股風潮已經過了，但有鑑於部分人士確實接受了這種療法，顯見應該是有一定的效果。附帶說明，每個月注射一次的費用約為幾萬～十幾萬日圓，且至少得連續注射三個月以上才有效。而且，一旦停止注射就會繼續老化，顯示根本無助於從根本解決老化問題，就成本面來看，純為有錢人玩的遊戲。

那麼窮人是否就沒有機會恢復青春？這也不見得，最近名為「DHEA（去氫皮質酮）」的藥物，正吸引所有人矚目。DHEA是一種荷爾蒙前驅物，已知和荷爾蒙一樣會隨著老化而減少，但因為很容易合成，且經口服用也能直接被身體吸收而不會被分解，因此被美國當成保健食品使用。

日本國內只有整形外科會開立這種藥當成抗老化藥物使用，雖然名為荷爾蒙劑，但因為是荷爾蒙前驅物，因此副作用較少，頂多只會長出青春痘並增加食慾。不過三十五歲以上的人使用才會有效果，若是四十五歲以上的人使用，效果會更好。一天只需服用約50mg，且通常睡前或早上服用會更有效。

預防血液糖化就能抗老化

並非只有荷爾蒙才具有恢復青春的效果，已知血液裡存在有糖化蛋白質，而實際上檢測血液年齡時，主要就是在測量這種最終糖化蛋白（AGE）的量。

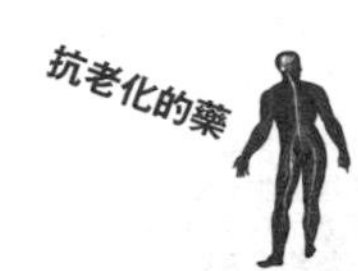

在一九九〇年代進行的研究裡，得知這些ＡＧＥ蛋白會附著在糖尿病血管合併症、動脈硬化、阿茲海默症等許多疾病的病變處，儘管尚不清楚到底是ＡＧＥ的累積引發疾病，還是因為疾病才造成ＡＧＥ累積，但兩者之間絕對有關。這麼說，只要避免血液糖化，就能有效抗老化吧？以這個為主題研究後，發現只要使用超便宜的藥物「氨基胍」，就能減少血液裡的ＡＧＥ，進而阻止ＡＧＥ附著在組織裡。以動物為對象的實驗結果證實，確實能成功阻止腎臟病變、視網膜病變、神經病變的惡化，也能降低ＬＤＬ膽固醇、中性脂肪、肥胖。

但在此同時，也會引發貧血、損害肝臟功能、維生素Ｂ６缺乏症等情形，所以安斯泰來製藥公司原本想實際生產為恢復青春的藥物，最後不得不在二〇〇四年時宣布放棄。不過目前德國默克集團正嘗試研發ＬＲ９０，含量不到氨基胍的１／20，期待能有相同、甚至更高的效果，所以將來或許真能製成藥物……這就是目前的現況（※）。

※…由兩個胍連結而成的雙胍類藥物「二甲雙胍」，美國已從2016年開始進行臨床實驗，試圖研發為抗老化藥物。

第8講

能應用就極力應用!! 年輕的血讓老人更有活力

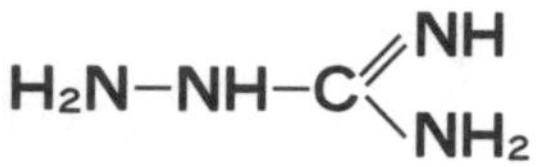

近年來遲遲找不到其他老化因子，這是否代表只要血液能變年輕，就能讓人跟著變年輕？理所當然會讓人產生這種既野蠻又原始的想法。

但這種無謀的結論居然出現足以佐證的驚人結果。二〇一一年時，美國史丹佛大學進行了一項實驗，將年輕老鼠的血液與年老老鼠的血液交換，結果年老老鼠體內的細胞變活化，明顯恢復了年輕，連肉眼都能確認，甚至連體內的腦神經細胞都上演復活劇，讓年老老鼠活動變敏捷，還逐漸治癒了關節炎等症狀……另一方面，被注入年老老鼠血液的年輕老鼠，神經細胞數量一下大減，還引起關節炎等症狀，明顯老化了……。

由於這項實驗是以壽命較短的老鼠為對象，無法立刻套用在人類身上，但這項實驗結果當然不容忽視，尤其在今日這種高齡化社會裡，或許未來年輕血液將成為高價買賣的商品。

氨基胍

$$H_2N-NH-C(=NH)-NH_2$$

LR-90

$$\left[HO-\overset{O}{\overset{\|}{C}}-\underset{CH_3}{\overset{CH_3}{C}}-O-C_6H_4-NH-\overset{O}{\overset{\|}{C}}-NH-C_6H_3(Cl)-\right]_2CH_2$$

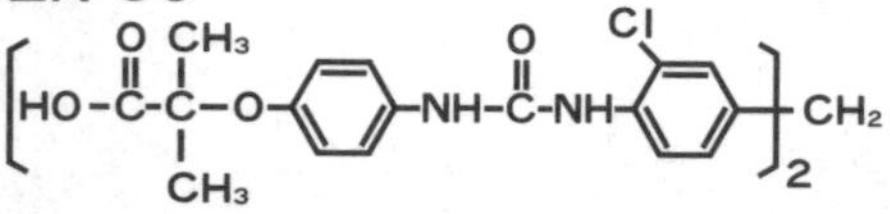

如同氨基胍一樣，目前德國正在研發同樣具有抗老化效果的LR-90，試圖製成藥物。

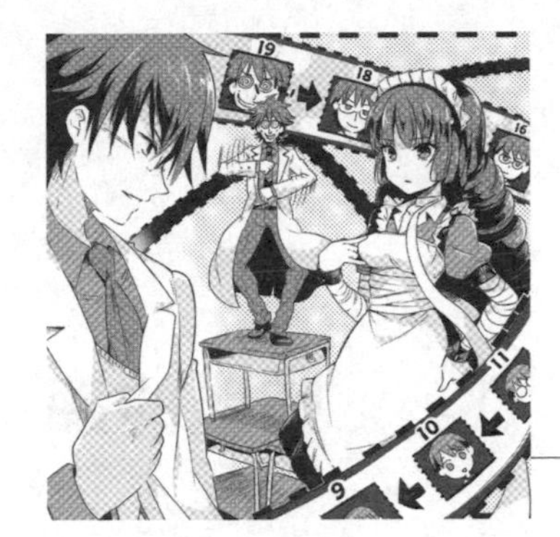
19
18
16
11
10
9

第9講 美肌的藥

表面積的美學最重要！思考一下什麼是美肌？

首先得定義「什麼是美肌？」才行。肌膚之美首重「均勻」，而所謂的均勻是指沒有色斑、雀斑、青春痘、發炎、肝斑……等各種皮膚症狀。不論女性五官長得有多漂亮，若滿臉像阿凡達一樣，就無法讓人感受到魅力，因為男性的基因會以此為判斷基準，認定「這個女性很可能有什麼疾病」。

其次是「沒有凹凸」也很重要。凹凸通常來自青春痘留下的痕跡，或老化的皺紋及鬆弛所致，所以並非因為有皺紋才顯老，而是因為皺紋製造的凹凸影響人們對年輕與否的判斷。相反地，有很多女性因為極端在意笑的時候所出現的法令紋，還特地去打肉毒桿菌，但其實其中有不少人的臉，反而因此變得很怪異。

最後是「紋理」，請看一下左頁上圖，年輕肌膚的最大特徵是皮膚上的格狀凹凸又細又小，而細小的凹凸情形愈密集，表面積的密度就愈高，換句話說，即使拉扯也會很有彈性，也

年輕肌膚　　老化肌膚

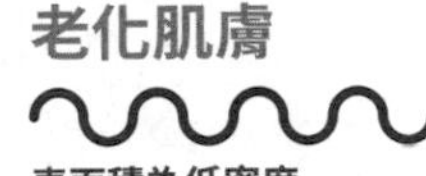

表面積為高密度　　表面積為低密度

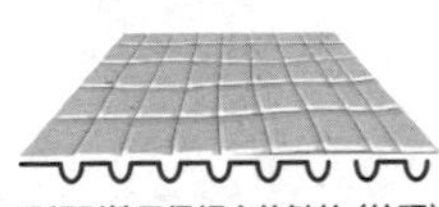

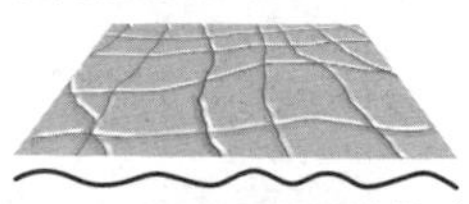

具規則性又很細小的皺紋（紋理）　既不規則又很淺、很不鮮明的皺紋（紋理）

就是俗稱的Q彈肌膚。

不過表面積的密度通常會伴隨老化而減少，導致無法收納原本的表面積，這就是多出來的皮膚。老化不只會造成皮膚下垂而鬆弛，收納不進去的表面積更是形成臉部皺紋及鬆弛的原因。

正因為老化會帶給臉部皮膚如此可怕的影響，所以想變年輕難如登天……奇怪？沒有呼吸了！先別急啊！現在放棄等同是強迫比賽結束！還是快點來探討看看，現代醫學能幫助我們恢復到什麼程度。

要購買可疑的化妝品之前，記得要先確實讀過本書！

❻ 想維持「永恆美」就得重新檢視生活習慣

在談抗老化之前，關於「美」有五大原則，而且美容效果依照以下順序，排愈前面的愈重要。

1是「運動」

2是「飲食生活（包含菸酒）」

3是「**睡眠**」
4是「**外科治療**」
5是「**內科治療**」

此處要介紹的是第五項的服用藥物，以及不在這五大原則之列的塗抹藥物。

喂、喂，怎麼跟說好的不一樣啊——請先不要生氣，因為很遺憾地，世上並不存在只是塗抹一下就能恢復青春的藥，雖然電視與報章雜誌上常常吹捧某些美妝品很有效，但那都是騙人的，以保濕劑為例來說，平常沒有在保濕的人，只要確實塗抹保濕劑，原本乾燥的肌膚當然能得到某種程度的改善，或許應該說，只要將適當的甘油溶入市售的蒸餾水裡，就足以當成保濕劑使用了，根本和美妝品的價格昂不昂貴無關，更不可能是因為美妝品的成分讓肌膚恢復青春。

想得到年輕的肌膚，最好的方法就是日常生活要注意健康，尤其是運動，因為運動是年輕的基本，只要定期做有氧運動來促進新陳代謝，血液就不容易囤積在末梢血管裡，更重要

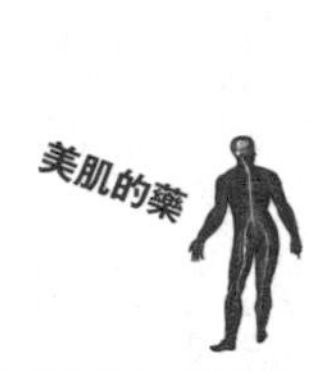

的是能增加肌肉，而肌肉正是在皮膚底下幫忙維持肌膚紋理的祕密功臣，只要肌肉衰弱，支撐皮膚的力量就會降低，最後結果就是皮膚變鬆弛。

此外，若老吃速食和超商便當這種低營養卻高熱量的食物，就別想變年輕，因為低營養會讓身體沒有足夠的本錢重生，而菸和酒更是老化的兩大主因，一天只要抽幾根菸，就會白白消耗掉以維生素C為首的各種營養素，更會損害末梢血管，使得血液停滯不前，無法供應給皮膚，最後因代謝異常形成凹凸不平的肌質。

最後是睡眠。由於皮膚會利用睡眠時間再生，不規律的睡眠或經常熬夜的生活型態，會讓皮膚來不及再生，當然就會損害身體。不僅如此，維持年輕的主要荷爾蒙、人類生長激素等荷爾蒙類的分泌，也都是在睡眠中進行，所以沒有舒適的好眠，就不可能有美肌。

第9講

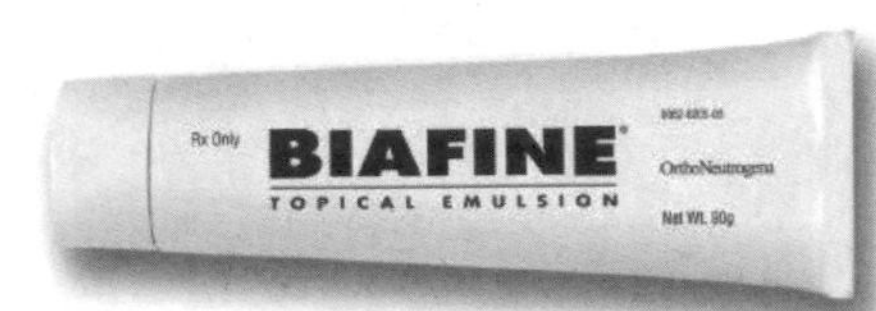

在EU各國非常暢銷的三乙醇胺水楊酸鹽防曬乳

傷心前方有亮光　白人愛用的美肌乳液

或許有不少人看到這裡會很絕望，但千萬別太早放棄，既然已經瞭解老化與生活之間的基本運作機制，再來只要懂得有效率地強行利用醫學力量，就能用小小努力換取全面的效果。首先要做好防曬與保濕（參照P78、98）的工作，再來思考具有美容效果的可用藥物，第一個當然是能有效解決皮膚發炎的藥物，只要能早一步預防因日曬、紅腫、飲食生活引起的發炎情形，即使不到美肌程度，至少能有效抑止惡化。

雖然得看個人的體質而定，不過EU各國最常用來防曬的成分是水楊酸，只是水楊酸雖然有很高的消炎作用，但因為酸性較強，如果直接拿來塗抹，會因為強大刺激而得到反效果，因此將三乙醇胺當成pH調節劑，再做成防曬乳販賣。只要將這種乳液塗在發生問題的皮膚上，不僅能預防發炎，也能消炎，大大降低治療費用。

另一個為人熟知的祕技是將用來治療更年期障礙的結合型

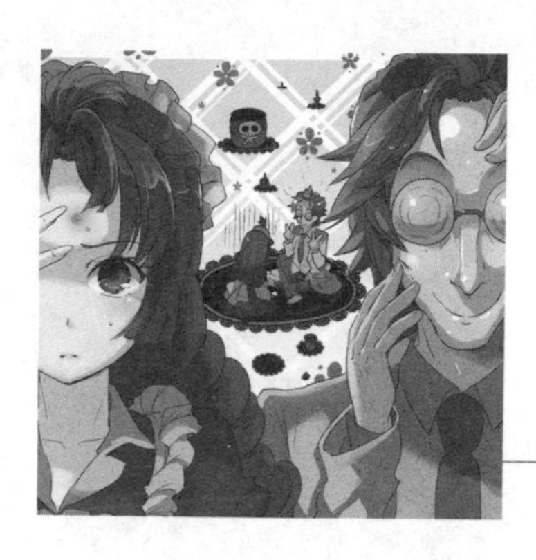

雌激素，製成乳液當成美肌乳液使用（※），可惜目前尚未出現足以佐證有效的實驗數據，所以很難說是否有效，但或許具有讓肌膚紋理變細緻的效果!?至少有這種說法。

※…結合型雌激素以普力馬林陰道乳膏為名販賣，主要是用來塗抹在陰道內，藉以讓身體吸收，所以若要塗抹在臉上，當然沒有人可以保證安全。

第10講 感受甜味的藥

這個單元要探討甜甜的藥……當然不是止咳糖漿那一類的甜藥，而是人工甜味劑。人類對於人工甜味劑的甜味，到底有什麼感覺？

味覺與幻覺一樣都和受體有關

在第2講「引發幻覺的藥」裡曾說明過，人類產生「某種」感覺時，多和受體有很大的關係。受體是接收到某種刺激時，能將這些刺激轉換成可使用資訊的工具，因此不只有中樞神經興奮劑，就連對甜味也有專用的受體。在包含甜味在內的味覺領域裡，外來的物質能直接與體內的受體產生反應，一般認為這是非常罕見的現象，而且至今仍不得而知其運作機制……這就是現況。

甜味=有營養=好吃　腦就是很想要糖分!!

目前味覺被分為「甜味」、「苦味」、「鹹味」、「酸味」、「鮮味」等五類。岔個題外話，有些人認為其實應該還可追加

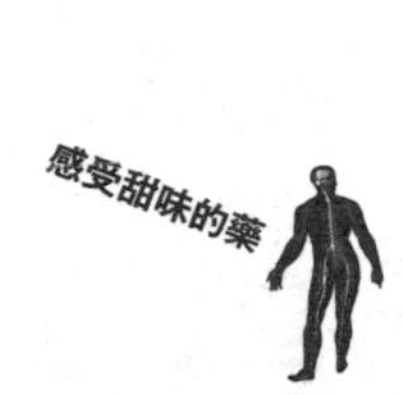

感受甜味的藥

「鈣質味（喝牛奶等物時感覺到的味道）」、「油味（鮪魚和巧克力的美味）」、「清涼味（薄荷與八角）」、「辣味（辣椒素和辣椒）」、「金屬味」、甚至是「順喉味」等味覺。

大家是否知道，位居五大味覺裡的「甜味」，對人類而言是「有營養」的訊號？因為腦是以葡萄糖為養分的器官（攝取的糖分約有兩成會被腦使用），因此會本能地認為砂糖是「美味的東西」。相反地，貓等不直接以砂糖為必要養分的肉食性動物，因為對砂糖沒有需求，所以貓的甜味受體非常退化，據說幾乎感受不到甜味。

由此可知，味覺中被研究最多的當然是「甜味」，因此在世界上造就了很大的商業市場，愈是有能力研發出低成本、零熱量、甜味又很接近砂糖的商品的人，愈能輕易獲得巨大財富。今日在零熱量的甜味劑市場裡，隨時都有龐大熱錢在蠢動，而在這個世界裡最能快速掌握霸權的就是人工甜味劑。

第10講

甜味的架構

應對AH-B結構與X-X基團的物質完全嵌入甜味受體時就能感受到甜味

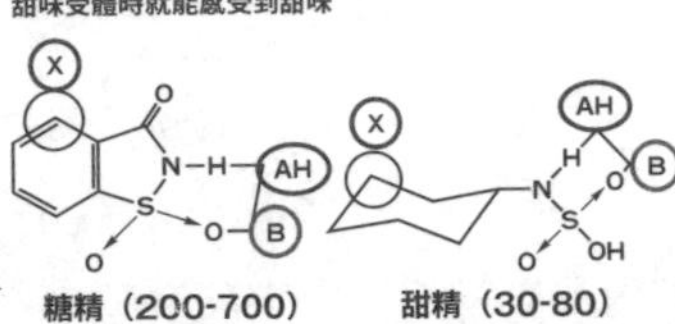

糖精（200-700）　甜精（30-80）

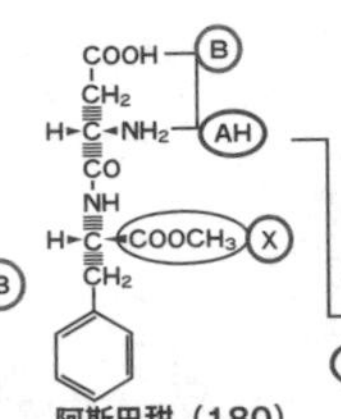

阿斯巴甜（180）

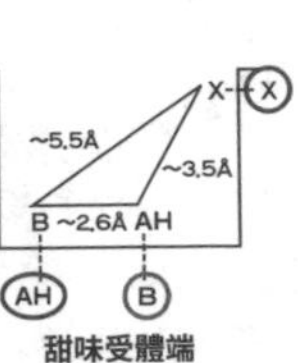

甜味受體端

立體構造的受體　有何超複雜的架構？

感受甜味的機制完全由甜味受體和完全嵌入受體的化合物立體結構而定，如上圖所示，受體與化合物都擁有立體的突出端，一旦該處完全吻合，就能讓人感受到甜味。

只要遵守這項基本原則，將甜味受體中立體結構外的部分，嵌入其他味覺的受體裡，就能製造出金屬味與苦味等其他不同的味覺來。不過在除了甜味外都算失敗，只想得到如砂糖般甜味的分子設計裡，需要縝密的計算才能辦到，一般人想要攻略這一點恐怕很難，除非是這個領域的化學家，擁有相當程度的實力，同時有辦法掌握立體結構才行。

誰都能輕易得手！　用人工甜味劑來玩玩看

人工甜味劑各有不同的獨特甜味，是食品添加物裡很容易取得的東西，只要去超市就能買到阿斯巴甜等甜味劑，網站上甚至能買到甜味是砂糖六百倍的甜味劑，接下來就說明這些

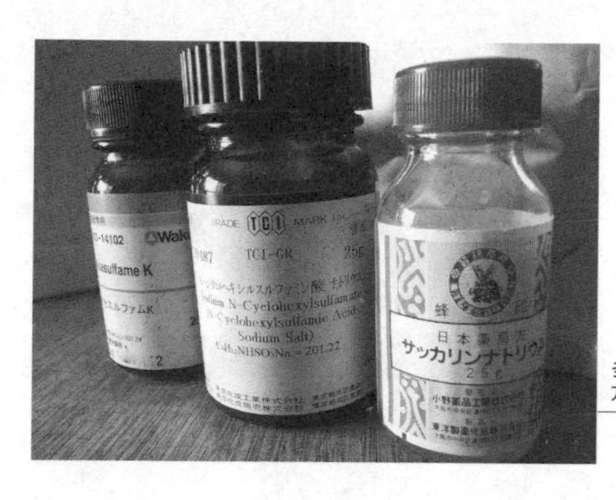

多數都能以試劑之外的方法取得，還算容易。

甜味劑。

●環己基氨基磺酸鈉

又名甜精，原本因為有可能致癌而被禁用，是擁有不名譽過去的人工甜味劑，雖然近年來的研究發現致癌說法根本不可信，但畢竟被汙名化了，已經無法翻身，所以也不容易得手，但要合成並不難，做為教材使用，倒是很有趣。

●醋磺內酯鉀

「某可樂ＮＥＸ」好喝的理由就來自這個物質，在為數眾多的人工甜味劑裡，算是比較新的臉孔，甜味近似甜精，但分量比甜精少，因此趁機篡奪天然甜味又零熱量的甜精寶座，上美國網站就能買到，不但稀釋了十倍，價格也比較便宜。

●甜菊

蛋糕專賣店和網站上都能買得到，甜味非常強，而且據說很獨特，甚至超越了砂糖。除了能用來製造零熱量的商品外，也有許多其他用途，尤其和果汁的適性非常好，只要融入葡萄柚汁裡，就能享受絕品美味（※）。

※…甜菊很容易在院子裡栽種，一到早春就會有人販賣幼苗。葉片本身具有強烈的甜味，加入花草茶裡會很好喝。

第10講

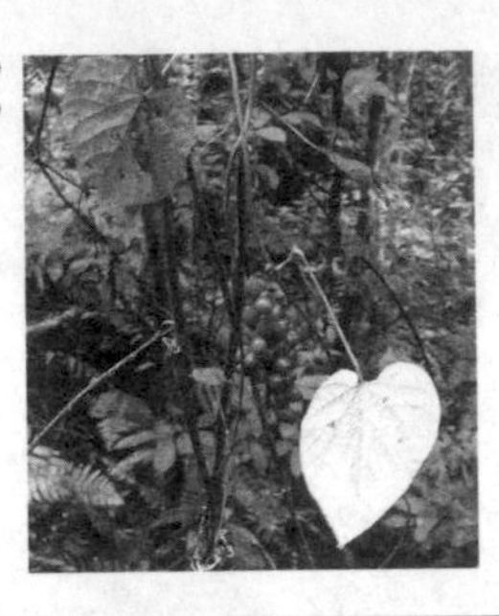
含有史上最強甜味（砂糖7000倍）的「Dioscoreophyllum cumminsii」

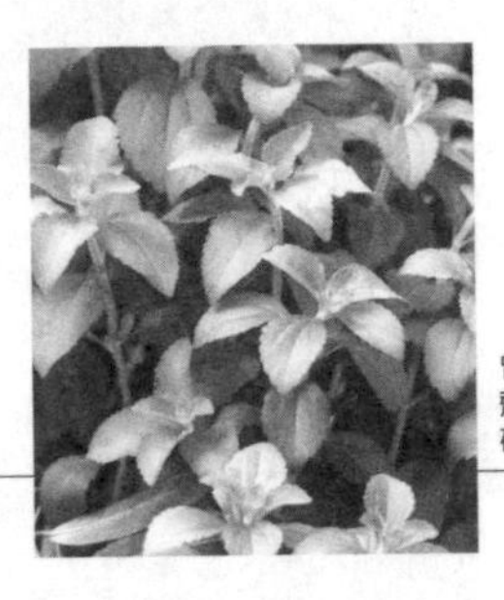
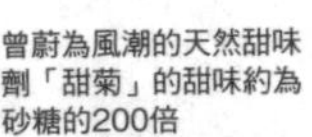
曾蔚為風潮的天然甜味劑「甜菊」的甜味約為砂糖的200倍

●三氯蔗糖

上美國郵購網站就能買到，甜度為砂糖的六百倍，要是不小心撒在屋子裡，屋內所有東西都會變甜，是甚具破壞力的甜味劑，但只要稀釋後使用，甜味最接近砂糖，而且零熱量，還很耐熱，被視為目前最強的甜味劑。

人工甜味劑會引發糖尿病？

二〇一四年時，《自然》期刊刊登了一篇〈第二型糖尿病與人工甜味劑有關！〉的論文，網站上因此不斷出現「人工甜味劑果然對身體有害！」的文章，主張人工甜味劑會降低恢復血糖值的能力……簡單地說，就是會引發糖尿病！但其實論文內容是以動物為實驗對象，而且確認有可能造成不良影響的甜味劑，是目前早已不流行的糖精，至於目前成為主流的甜味劑（三氯蔗糖和醋磺內酯鉀等）則沒有被確認到不良影響，但斷章取義的文章已經流傳開來。

即使是刊登在知名期刊上的論文，有時還是免不了在被扭

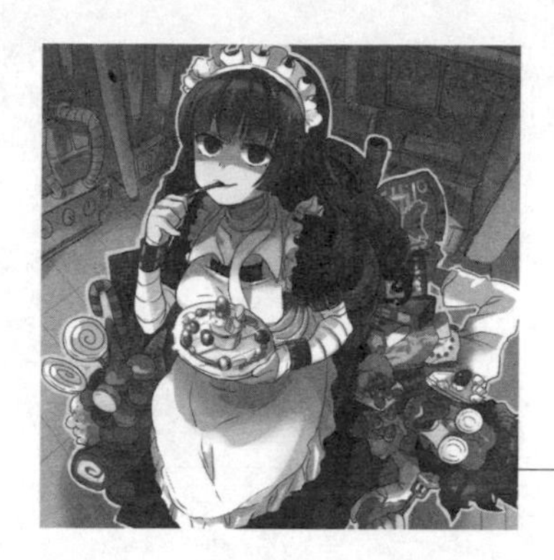

曲事實的情況下廣為瘋傳。

第11講 消除老人味的藥

顧名思義「老人味」就是伴隨年齡的增長，構成體味成分的老人味成分也跟著增加。運作機制是皮脂成分的脂肪被氧化分解，進而產生2-壬烯醛等化合物，才出現讓人感受老化時特有的氣味。目前只要提到老人味，通常就會直指2-壬烯醛，但實際情形沒有這麼簡單，如果能這麼簡單解釋得過，這一單元也不用探討了（笑）。

基本上氣味這種東西，重點在於濃度與均衡，例如金木犀（金桂）的香味與糞便的臭味，同樣來自吲哚類物質的「糞臭素」，但金木犀和糞便的氣味，聞起來簡直有如天堂與地獄的差別吧。同樣地，2-壬烯醛也是啤酒、蕎麥、小黃瓜等物的芳香成分，所以沒辦法單純地說「2-壬烯醛=老人味」。

尤其最近的研究更顯示，老人味的原因不只來自2-壬烯醛，還有各個年齡層都存在某種程度的「脂肪酸」，而且這些脂肪酸來自各種不同的皮脂分解物。

但話說回來，由於體味不像口臭一樣容易自覺，若「不知不覺中散發出老人般的臭味來……」還是太慘了一點。為避免

圖－ 體味的產生機制

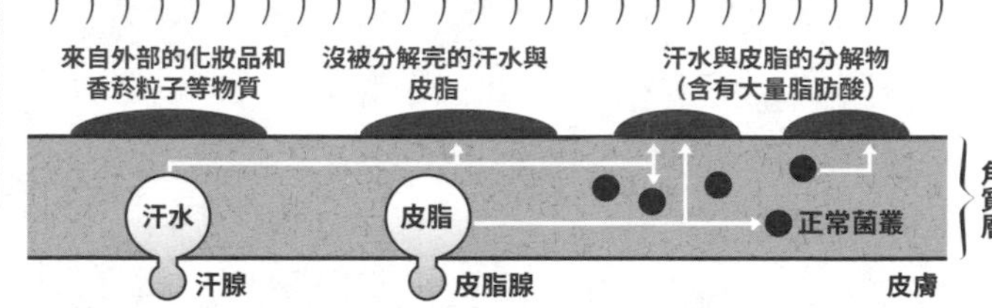

各種要因加在一起才是形成體味的主因，甚至熱和光以及濕度等要因，也會影響正常菌叢的運作，形成不同的分解物。

察覺時已經來不及，一定要確實理解相關的知識，趁早採取對策，才是上上策。

什麼是體味？分解物才是關鍵

在此照慣例地，先就體味到底是什麼東西，複習最基本的知識。

首先請看上圖，可以得知體味的構成因子多如牛毛。上圖是極簡化後的略圖，但基本上可以分為「從體內出現的物質」，和「分解該物質而來的物質」，以及「來自外部的物質」，體味就是由這三個物質構成。

本單元主題的老人味，主要來自「分解物」，所以此處將詳細說明分解物。

被視為老人味主嫌的2-壬烯醛，是由複數個脂肪酸分解而來，其中能產生2-壬烯醛的材料之一是「9-十六碳烯酸」，主要來自皮脂，主成分是脂肪酸甘油酯，也是一種油脂。皮脂會分泌幾十種脂肪酸甘油脂，而這些油脂的氣味與分解物的氣味，會像指紋一樣形成各種不同的「體味」，所以狗等嗅覺靈敏的動物，才有辦法「聞出」人們的氣味。

皮脂隨時都會從全身皮膚裡被稱為皮脂腺的地方分泌出來，然後被角質層吸收，以做為正常菌叢的養分來源，幫助正常菌叢順利成長。在這個過程中，皮脂的分解物會變成脂肪酸，而許多脂肪酸也會因此具有各自的獨特氣味，只要生病，這些分泌成分就會產生變化，連帶讓體味也跟著變化，這一點已經為人所知。最近還出現所謂的癌臭，有專家因此正著手研發用來特定出是什麼癌症的檢測工具。

附帶說明，不論男女，皮脂分泌最旺盛的時期都在十多歲的青春期裡，所以相對於老人體味的老人味，還有這種「年輕味」，也就是第33講將探討的「女生的氣味」，先在這裡預告一下（笑）。

老人味對策在於內外夾攻

那麼是否有什麼方法可以消除已經出現的老人味？

第11講

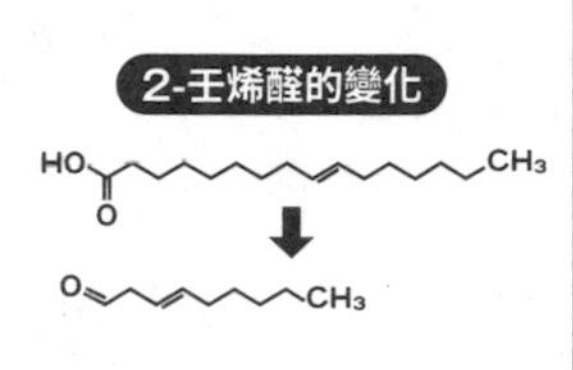

體味成分配合例

硬脂酸（C18FA）
油酸（C18f1FA）
棕櫚酸（C16FA）
棕櫚油酸（C16f1FA）
肉荳蔻酸（C14FA）
月桂葉酸（C12FA）
癸酸（C10FA）
壬酸（C9FA）
辛酸（C8FA）
己酸（C6FA）
戊酸（C5FA）
異戊酸（isoC5FA）
丁酸（C4FA）

左：9-十六碳烯酸在紫外線及正常菌叢等物的分解下，會變成2-壬烯醛。
右：這種成分配合會成為頭皮的味道。數據為質量比。

首先是老人味對策中最蔚為話題的「澀柿香皂」。由於澀柿裡所含的澀柿多酚，能將各種惡臭分子轉為無臭，所以效果非常好。

其次是利用丁香酚、苯甲醇、苯乙醇等芳香劑裡所含的成分，促使正常菌叢發揮作用，以減少讓人感受惡臭的脂肪酸變化，這也是近年來的一部分研究所得出的結果。含有許多丁香酚等成分的丁香、甜椒、月桂葉等草本香皂，一向被廣傳為能緩和體味，若從上述的結論來看，確實很有說服力。

此外，設法讓體內分泌的脂肪酸本身變年輕，同樣也很重要，尤其是四、五十歲時，若在肥胖中度過，之後的老人味會更明顯，所以ＢＭＩ指數顯示有肥胖情形的人，最好還是攝取健康的飲食來減肥，才能有效從內解決老人味問題。

順帶一提，澀柿香皂一個都要價將近八百日圓，絕對不便宜，不妨自己動手做！只要到百圓商店買個鍋子（與烹調用鍋分開），然後將肥皂加熱融化後，再加入網站上就有賣的瓶裝澀柿，分量只需整體的５％以下，再倒進模型裡冷卻就行了。

第11講

完成後的澀柿香皂，品質絕對不輸給市售的商品。

當然也可以自行將澀柿放進瓶子裡，再放在浴室裡使用，但這種做法必須每二、三星期就換一次，比較麻煩，在意老人味問題的人，不妨乾脆自己動手做香皂。

最後教大家如何製作抑制體臭的化妝水。首先，去藥局購買500ml的精製水，接著加入以下的東西。

將30～50ml的甘油倒進乾淨的小容器裡，然後用掏耳棒舀入二、三匙玻尿酸，再加入20～30滴的尤加利精油充分拌勻即可。玻尿酸不易融解，就算沒有完全融化也沒關係。之後先將500ml的精製水稍微倒掉一點，再加入完成後的混合液，然後充分搖勻。接著放進冰箱裡保存，等十小時後，待玻尿酸完全融解時，再搖一搖就大功告成了。夏天不妨一次做兩星期的量，冬天則做一個月的量。

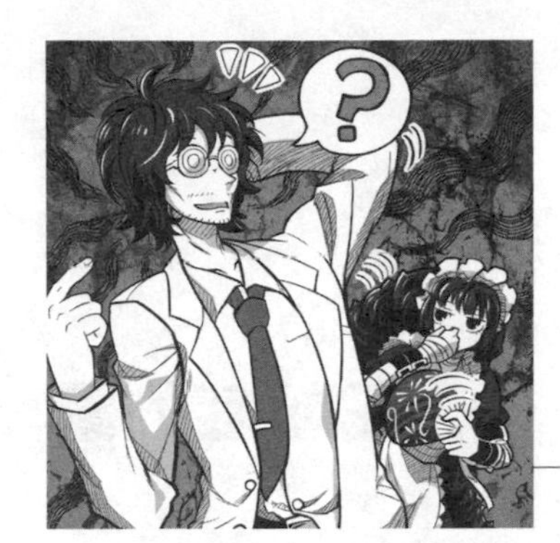

第12講 花粉症的藥

打噴嚏、流鼻水、頭痛etc 花粉症到底是如何產生？

花粉症來自花粉粒子附著在鼻子與眼睛的黏膜上，促使平常很文靜的脂肪細胞（肥大細胞）緊急向腦報告「有異物入侵了！」而發病，此時細胞內會分泌「組織胺」，而組織胺這種物質具有促進血管排出體液及擴張血管的作用，因此只要組織胺被釋放出來，鼻黏膜就會紅腫（鼻塞），並分泌大量黏液（鼻水）。由於此時會不斷刺激游離神經末梢，進而發出發癢訊號，但腦為避免發炎症狀惡化，會設法活化免疫系統，也是因為免疫系統努力和看不見的敵人持續奮戰，才會引發令人不舒服的強烈症狀。

換句話說，並非花粉本身直接引發種種不舒服的症狀，而是身體將無害的花粉誤以為是有害物質，在反應過度下才出現種種症狀，所以花粉症的治療藥，主要就是在抑制免疫系統功能，不讓這個笨蛋過度反應。

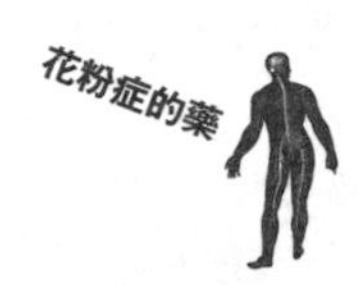

花粉症治療藥在體內會做什麼？

治療花粉症的主要藥物是「抗組織胺藥」，因為如前述般，組織胺才是引發花粉症的主要物質。抗組織胺藥可分為第一代和第二代（也有人主張應將第二代繼續細分為兩種），市售的治療藥幾乎都是第一代的抗組織胺藥，而最具代表性的副作用就是「想睡」。

抗組織胺藥會搶先組織胺一步將組織胺H1受體封鎖起來，目的是要讓腦認為身體並沒有受到組織胺刺激，但腦內的組織胺H1受體一旦被鎖住，清醒的開關就會被關掉，因此變得想睡。

所以就結果來說，雖然能減輕花粉症對身體的作用，但也會打開腦內的休息開關，引發人的睡意。就感冒藥來說，能打開這種休息的開關或許不壞，但若只是鼻子發炎卻變得想睡就很麻煩，這也成為花粉症治療藥很不受歡迎的「副作用」。

第12講

第二代將創造時代！適合體質的治療藥

讓我們回到原本的話題。若想解決想睡這個副作用，就必須讓治療藥能在全身發揮作用，唯獨不在腦內發揮作用，幸好腦裡有血腦障壁，能阻止水溶性物質進入腦與身體之間，所以近年被研發出來能有效阻止進入血腦障壁，又能完全在體內發揮作用的治療藥，也就是第二代抗組織胺藥，俗稱抗過敏藥。

第二代抗組織胺藥雖然是花粉症目前的主流治療藥，可惜藥局販賣的幾乎都是副作用較強的第一代，唯一有販賣的第二代治療藥是「喘者定」，成分為酮替芬，偏偏藥效弱到令人搖頭，而且是第二代初期出現的治療藥，依舊存在想睡的副作用，老實說讓人覺得很微妙。

至於處方藥則有「氯雷他定（克敏能）」、「苯磺酸貝托斯汀（坦亮）」、「西替利嗪（Allelock）」、「非索非那丁（艾來錠劑）」、「左西替利嗪（驅異樂）」等等，由於這些第二代治療藥似乎深受個人的體質影響，只要能找到適合自己的治療藥

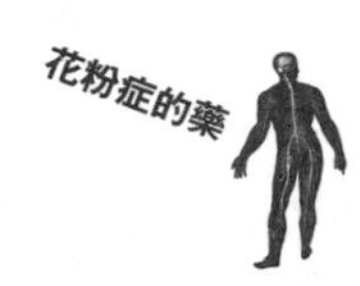

就很完美，因為只要服用適合自己的治療藥，即使在花粉紛飛的季節裡，也能正常開車，甚至讓人忘了花粉症的存在。

取得最強的鼻藥　花粉症再也不可怕

服用能封鎖組織胺Ｈ１受體的抗組織胺藥，雖然能有效減緩症狀，但無法完全根除，因為鼻黏膜還是難免會紅腫，因此造成鼻塞，但只要一天並用一、二次有效的鼻藥，就能大大控制症狀，所以近年來耳鼻喉科最流行一併開出第二代「抗組織胺藥＋類固醇類鼻炎藥」。

由於鼻黏膜只要出現嚴重的發炎情形，通常都得花將近一星期時間才能復原，但只要在症狀尚輕時控制，就能有效預防惡化，因此才會開出具有強大消炎作用的類固醇治療藥。

除非是體質無法接受類固醇的人，否則通常都會開出這種藥物，所以只要到耳鼻喉科去表示「請同時開類固醇類鼻藥給我」，基本上都能如願。一般會開出「氟替卡松（輔舒良）」，不過最近還出現了效果更強的「莫米松（內舒拿）」，同樣可

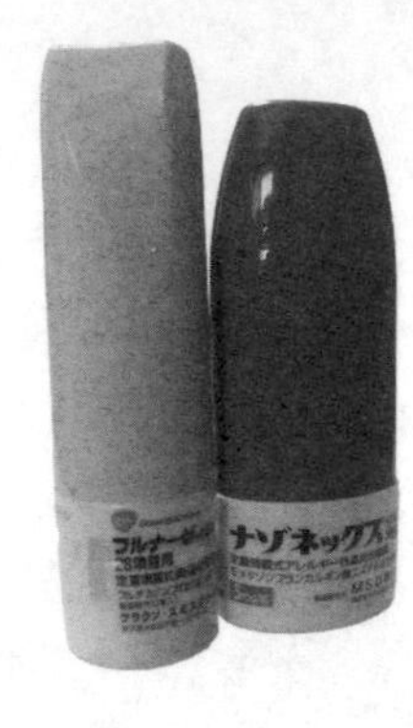

可請耳鼻喉科開立這種
最強的類固醇藥

以開立。

不想上醫院的人，也能簡單買到其他各國藥局都有賣的「氯雷他定」，不妨自行向海外購買，而且以日本來說，還比請醫師開處方藥更便宜，很值得考慮。不過「氟替卡松」鼻用噴液劑雖然也能自行從海外購買，但請醫師開立會比較便宜，也比較安全。

附帶說明，市售的外用鼻藥都只能暫時減輕症狀，比口服藥落後許多，而且持續使用反而會引發所謂的「藥物性鼻炎」，造成愈用愈嚴重的結果，良心建議絕對不要買市售的外用鼻藥，若無論如何都想買，就選「丙酸培氯松」等類固醇類的藥物，而且一天不要使用超過三次。如果每二、三個小時就得使用一次鼻藥才行的人，表示為時已晚，因為藥物性鼻炎可能已經惡化到極限了，最好還是立刻去看耳鼻喉科。

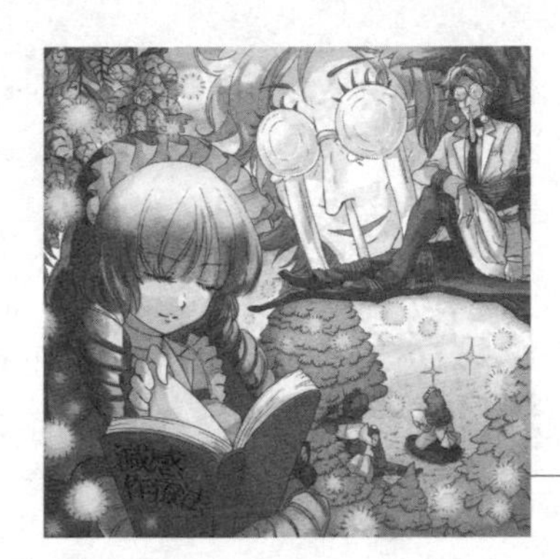

一般人都以為花粉症治療藥只能去耳鼻喉科拿，其實內科也能開立，所以遇到花粉季節時，與其去耳鼻喉科和人大排長龍，不妨去內科就診。

第13講

「外傷藥」到底該怎麼用？

❶ 依有無流血而不同的創傷種類

醫學將外傷等受傷統稱為「創傷」，因此依受傷內容而有不同的創傷種類，首先是日常生活裡常見的受傷分類法，例如外傷雖然也是創傷，但「創是指伴隨有流血的情形，傷是指儘管表面有許多創的情形，但就本質部分來說，是體內有內出血或組織異常的狀態」，簡單地說，有流血的是創，沒有流血的是傷。

例如撞到東西而瘀青的是「撞傷」，因撞到而損壞體內組織，進而破皮的情形是「撞創」。凍傷和燙傷也是一樣，因為損害的本質是組織異常，但並沒有流血，所以是傷。其他還有各種受傷的分類與稱法。

切創

就是切到受傷的情形，不過愈是銳利的刀刃，愈能很快治好。

刺創

同樣是日常生活裡容易發生的情形，但通常很難一眼看出嚴重程度，治療法也會依所刺的地方和感染程度而不同。

擦創

就和擦傷一樣，但會併發組織異常情形，但有時也直接稱為擦傷，因此關於這個名稱，沒有明確的創和傷的分法。

燙傷

日常生活裡比較少遇到凍傷，但常遇到燙傷，雖然治療法很像，但各個學會都有自己的一套治療法（笑）。

❻ 去藥局該買哪種常備藥才好？

目前對外傷的治療法，就極力「不讓患部乾燥」這一點來說，所有流派的見解都一樣，藥局賣的ＯＫ繃，也是一種設法不讓患部乾燥的「濕潤療法」。不過在這之前的處置措施，會因學會而不同，有的主張只需先用清水沖淨，不必進行任何衛生處理，有的主張必須先用優碘殺菌，也有人主張要大量使用抗生素。

無論如何，用雙氧水只會更傷患部，而貼上紗布和附有紗

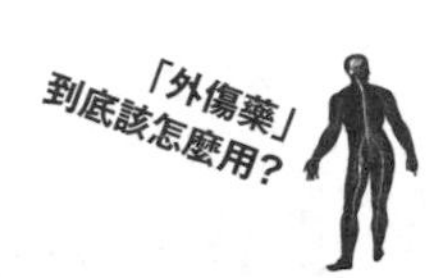

第13講

布的ＯＫ繃來持續吸收滲出液，不但會增加疼痛感，也很容易留下疤痕，所以現在的人幾乎都不採用這種治療法了。

既然說紗布和ＯＫ繃都不行，那到底該怎麼辦才好？例如不小心被美工刀劃到時，又沒嚴重到得去醫院接受治療，通常都會自行解決，所以在此說明基本的治療法。

外傷的治療法首重止血，例如切到手時，要盡量將手放在高過心臟的位置，避免造成心臟的負擔而提高血壓，通常此時不慌不忙地深呼吸會很有效果。

如果這樣還是無法止血，就壓迫心臟這一側（比較靠近身體）的組織末梢來止血，若能同時用繩子等物綁住，會更有助止血，但因為這樣會讓組織修復所需的能量停滯不前，所以每過幾分鐘就要鬆綁三十秒至一分鐘時間，以確保血液流動。若這麼處理還是無法阻止繼續出血，也只好叫救護車了（笑）。

等血大致止住後，就要開始消毒傷口。首先要用清水沖掉所有異物，若讓木屑或灰塵等物跑進去，不只會延遲治癒，嚴重時有可能殘留在體內，一定要設法用夾子等物取出。

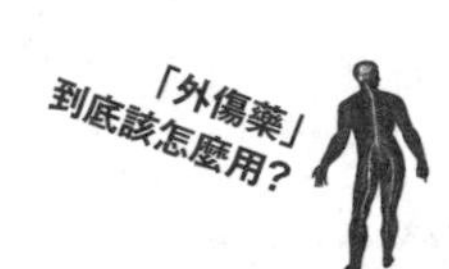

等傷口清乾淨後，只要保持不讓傷口乾燥就行了，所以要將塗有抗生素的ＯＫ繃當成抗菌藥貼在傷口上也行，要貼濕潤療法專用的ＯＫ繃（神奇ＯＫ繃）也行……說得更瘋狂一點，就算貼上膠帶或保鮮膜或黏著劑，只要不讓傷口乾燥，也不要摩擦到，貼什麼都沒差。

我每次要去爬山時，一定會將消毒藥和小型保鮮膜放進醫藥箱裡帶去，這樣萬一現場沒有任何水源，也能進行最低極限的緊急處置，甚至若倒楣骨折時，還能當成樹枝來固定。工業用保鮮膜非常萬能，我認為醫藥箱裡應該必備這項工具。不過千萬別用伸縮性差的膠帶，以免阻止血液流動。

ＯＫ繃裡也有價格不斐的神奇ＯＫ繃等商品，尤其若使用運動貼紮來緊緊纏住，會更不易脫落。若覺得黏著劑會殘留在傷口上而不敢恭維的人，不妨使用「藥用ＯＫ繃」，上面不但沒有紗布，而且整張都是黏著劑兼消毒劑，是萬能的ＯＫ繃，黏著力也很強。

比起只要泡個澡就會脫落的一般ＯＫ繃來，這種ＯＫ繃強

第13講

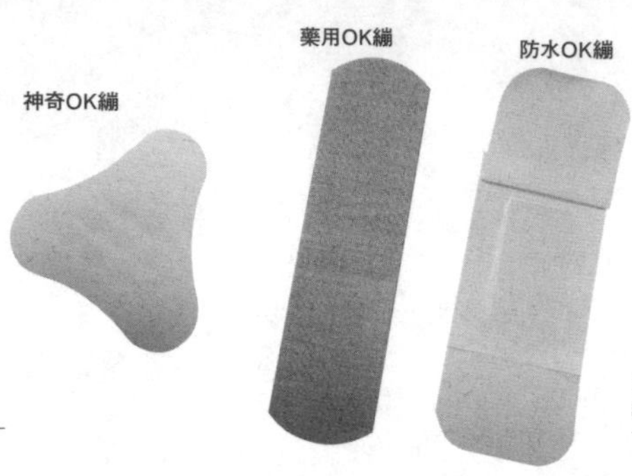

最推薦便宜又持久的
藥用OK繃

很多，非常值得推薦，而且相對於六片就要價約七百日圓的神奇ＯＫ繃來，藥用ＯＫ繃三十片只要六百日圓左右，雖然比一般ＯＫ繃（三十片約為三百日圓）貴一點，但效果絕對比較好，ＣＰ值也更高。

只要過幾天後，等壓迫傷口也不覺得痛時，就可以拿下來。如果每天撕下來換貼新的，反而容易得到反效果，所以最好使用不易脫落的ＯＫ繃，而且一次維持兩到三天不要換，之後只要注意不施加強大壓力，也不要弄濕，就能靠自然治癒力治好。

但萬一傷口遲遲癒合不了，甚至出現異味，或四周的皮膚顏色不對勁等，只要有任何異狀，一定要立刻就醫，因為很可能是感染了，此時就得服藥治療。

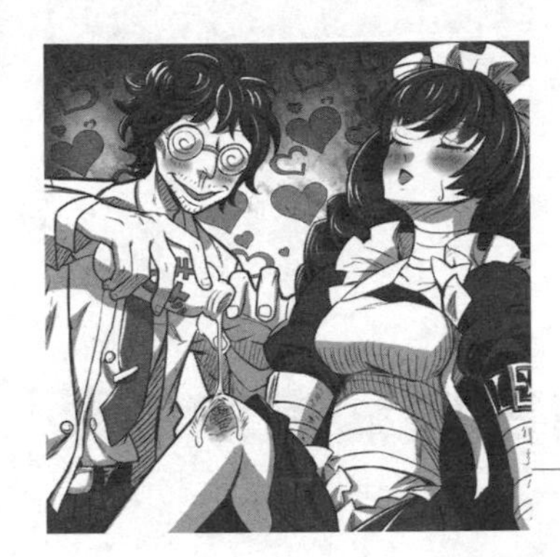

第14講 對白血病有效的藥

若聽到白血病也有藥醫，大家心裡會有什麼感覺？多數人應該會覺得「不治之症的白血病哪可能有藥醫，一定是假的」，但本單元要來探討近年才出現，用來治療白血病的某種藥，那就是歷史上出現過幾次毒殺事件所用的三氧化二砷（砒霜）。

不過並非對所有白血病都有效，雖然有一部分人說得很誇張，表示現在已經是不論哪種白血病都能治癒的時代，但若想避免美夢做過頭，一定要學會相關的知識。

白血病就是血癌　存在各種類別

首先要瞭解白血病這種血癌有各種不同的類別，因為白血病可分為急性與慢性，甚至會依細胞的癌化情形繼續分類。專業分類法裡有FAB分類法，可細分為M0、M3V等類型，對門外漢來說或許不易搞懂，總共有將近三十種。由於這種分類法非常複雜，除了專業醫師外，幾乎沒有哪位醫師能徹底理解。

對白血病有效的藥

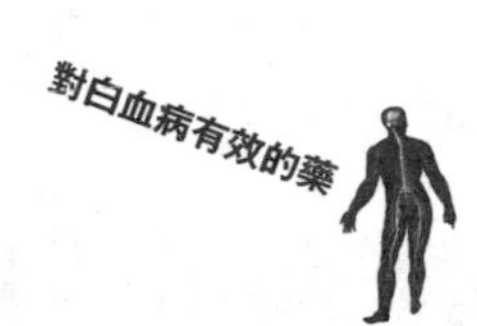

但不論哪種類型，共通點都是骨髓裡的多潛能造血幹細胞在成為紅血球、淋巴球（白血球）、血小板等血液成分的過程中，因為出現異常白血球（白血病細胞），並不斷增生，導致血液逐漸無法發揮原有的功能，最後致死。日本每年有將近八千人死於白血病。

至於罹病的趨勢與原因，一般認為以「癌症家族」的人居多，另一個特徵是三、四十歲的發病者，以抽菸者居多。另外還有因有機溶劑「苯」引發的骨髓性白血病，也是較為人知的一種。不過基本上白血病的發病機制，至今仍不清楚。

白血病初期的自覺症狀比較單純，例如經常發燒與貧血，之後是牙齦出血，接著是有傷口時會血流不停……但即使到這個程度，許多人仍沒有發現是白血病，直到脾臟腫大後，才因腹部的異樣腫脹及不尋常的疲勞感（稍微走一下就覺得累到站不住），才終於察覺不對勁。

之後到醫院經過各種攝影檢查後，最終進行令人疼痛難耐的骨髓穿刺，將粗大的針刺進骨髓裡抽取骨髓液檢驗，花上幾

第14講

天時間做各種檢查，才終於確定是白血病……這就是大概的流程，到了這個階段，大致上可以得知存活率如何，醫師也會如實告知。

雖然有治療藥但有效的種類不多

某一日新聞突然報導某藝人得了白血病，沒過多久就死了……偶爾會聽到這種事，但那其實屬於急性白血病中治療藥無效的種類，加上來不及找到骨髓捐贈者才會致死，因為如前述般，只有很小的一部分白血病才能用藥治療。附帶說明，在得知砒霜能有效治療之前，做為治療用藥，有癌伏妥等酪胺酸激酶抑制劑，這種藥對費城染色體呈陽性的骨髓性白血病（因染色體異常導致造血幹細胞無限增生的症狀）有效，甚至有病例顯示，只要早期發現，即使不進行骨髓移植也能治療。

中國的大學最會研發抗癌藥

砒霜對白血病有效……這是中國的大學所發現的事實，雖

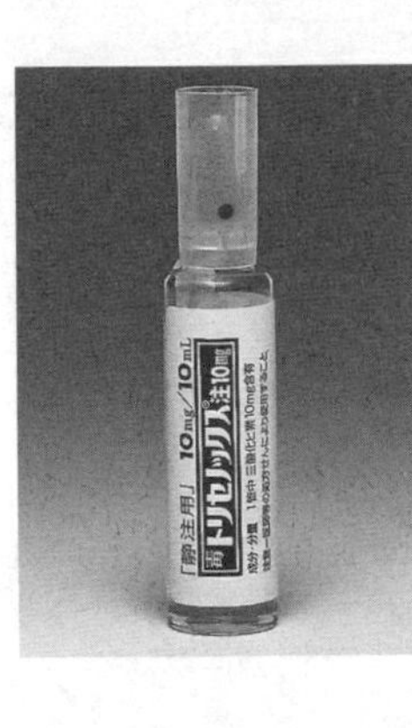

將三氧化二砷製成注射液的治療藥「萃克森」。從2004年開始非常活躍

然不清楚為什麼中國從以前就很會研發抗癌藥，但至少他們發現了含有劇毒的砒霜能有效治療白血病。

有一說畢竟對象是中國，很可能有在進行人體實驗，但實際情況不得而知（笑）。由於中國長年來以西醫觀點在研究中醫療法，或許是因此從中得到靈感吧。

總之中國發表了砒霜能治療白血病的論文，實際使用後也確實有效，因此日本也在二〇〇四年時，開始推出三氧化二砷0.1％溶液，做為白血病的治療藥。

有效的是急性骨髓性白血病中的「急性前骨髓細胞白血病」（ＡＰＬ），約占急性骨髓性白血病的二成。已知這種藥不僅對該疾病發病時有效，即使日後復發也同樣有效，因此目前被列為ＡＰＬ治療藥的第一選擇。

雖然本單元提到砒霜被確認對治療白血病有效是最近的事，但其實追溯歷史可以發現，早在十九世紀時就有某知名人物指出，砒霜或許能有效治療白血病。

第14講

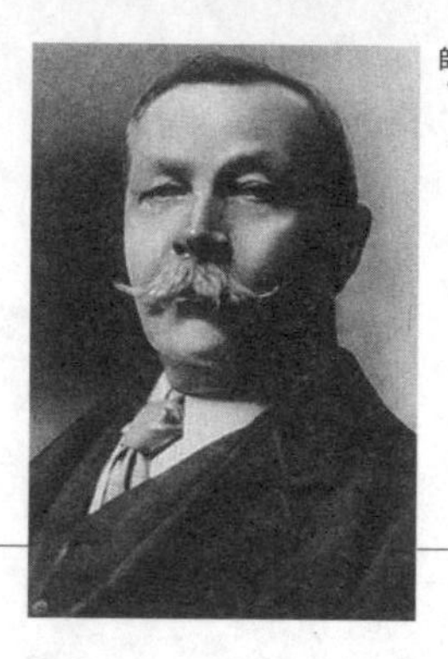
催生出夏洛克・福爾摩斯的柯南・道爾，在成為小說家之前，是一名眼科醫師。

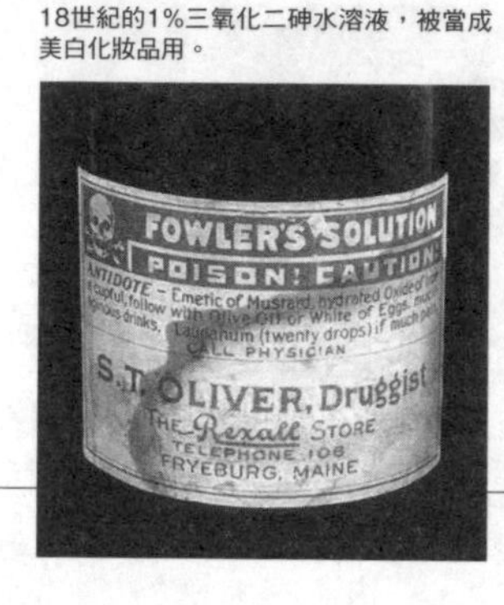

18世紀的1%三氧化二砷水溶液，被當成美白化妝品用。

驚人的洞察力看穿真相？

走在時代尖端指出這個可能性的人是柯南・道爾，沒錯，就是催生出夏洛克・福爾摩斯的那個柯南・道爾，他在成為小說家之前，其實是一名眼科醫師，並在一八八九年時，於英國甚具歷史的醫學期刊《Lancet》裡，指出砒霜對治療白血病的可能性。當時不像今日擁有精密的實驗儀器，道爾卻能指出這個可能性，顯見他擁有不輸給福爾摩斯的洞察力（畢竟是福爾摩斯的作者，要說理所當然或許也是理所當然），果然叫人吃驚。

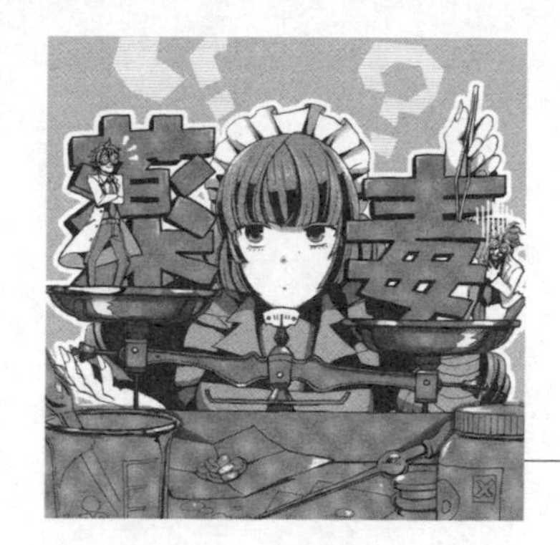
藥
毒

第15講 防曬的藥

暑氣來源的陽光　波長究竟有多長？

有如要把人煮熟般的暑氣來源陽光，從輻射線到遠紅外線，甚至從電磁波到荷電粒子都有，不愧是最強的核融合爐，能同時釋放出這麼多物質來。

其中紫外線長達10～400nm（奈米）的電磁波（光），不只會曬傷我們的皮膚，也會損害DNA，甚至會破壞結締組織，引發「光老化」現象。

光老化是指紫外線破壞各種組織，之後再進一步破壞DNA，使得皮膚來不及正常再生的狀況，最後結果就是呈現比實際年齡還老的膚質來，當然最終還有可能引發皮膚癌，所以不單純是美容的問題，更是健康上的問題，無論如何都應做好防曬工作。

紫外線造成的皺紋形成機制

在此進一步詳細說明光老化。光老化的機制可分為二個階

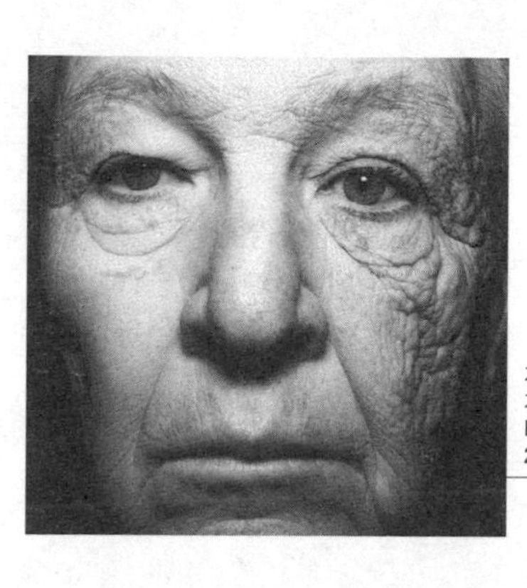

左臉持續曬太陽的卡車司機，呈現左右不對稱的老化現象。摘自New England Journal of Medicine 2012；366:e25April 19, 2012

段，分別是紫外線造成的物理損傷，以及ＤＮＡ等組織受到的內在損害。

紫外線能破壞皮下的膠原蛋白與彈性蛋白等，負責掌控皮膚彈力與張力的構造體，簡單地說，就是能破壞形成密集網狀的海綿組織，讓這個組織變得破碎（讓膠原蛋白之一的Ｉ型、Ⅱ型、Ⅲ型比率朝向老化方向發展），只要在這種狀態下活動表情肌，負責製造膠原蛋白的膠原蛋白纖維粗細度就會不一，密度低的部分會嚴重下凹而形成皺紋，因此產生線痕，這就是皺紋的形成機制。因為是由紫外線造成的老化現象，因此稱為「光老化」。

肌膚大敵！　徹底瞭解紫外線

在此更進一步詳細解說引起光老化現象的紫外線。

照射到地面的紫外線裡有長波紫外線（ＵＶＡ）與中波紫外線（ＵＶＢ），其中ＵＶＢ只會到達表皮，但ＵＶＡ會到達底下的真皮，因此造成損害。不過能照射到地面的ＵＶＢ量非

第15講

常少（儘管如此還是得做好防曬措施），大部分都是UVA，而為避免讓這兩種紫外線進入皮膚裡，人們研發出各種防曬材料，最具代表性的有二氧化鈦和氧化鋅。

二氧化鈦尤其能將260~400nm波長的紫外線反射回去，而同為無機類反射材的氧化鋅，不僅能反射同樣波長的紫外線，對UVA的反射作用甚至高過二氧化鈦，因此會混合這兩種素材，做成無機類的紫外線反射劑。用來顯示這些防曬材料對抗紫外線力量的強弱值，就是PA和SPF（※）。

瞭解防曬乳種類來掌握效果用法

接下來就針對防曬乳種類做說明。

無機類紫外線吸收劑

關於前面提到的SPF，以SPF5為例來說，意思是指和沒有塗任何防曬乳做比較時，效果會高上五倍，換句話說，即使曬太陽五小時，也等同只曬一小時而已（實際數據為日曬二、三十分鐘只會被紫外線曝曬一分鐘的量）。或許有

※…「防曬係數（Sun Protection Factor）」的簡稱，也就是對UVB的防護指數。SPF數值用來表示UVB造成日曬的惡化度。

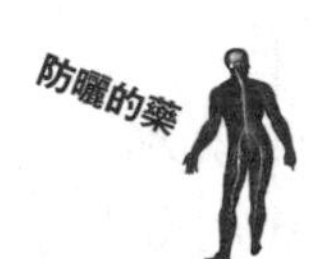

人會認為，既然如此何不乾脆塗SPF係數1000的防曬乳，但這樣恐怕會讓人變成電視上搞笑的笨蛋主公那張全白的臉（因為二氧化鈦是白色的），就化妝品來說，絕對無法成立吧（笑），何況只要流汗就會把防曬乳流掉，加上SPF是指每一平方公分要塗2mg的產品……這種純為理想的數據，絕不能過度相信。SPF係數超過25以上時，除非想全裸在海灘上全面做日光浴，否則不論50還是100，都沒有太大的效果差異，反而是防曬乳成分一旦進入毛細孔裡的頻率增加，可能會因該成分帶來毒害。PV是對UVA的抵抗係數，從1+到4+都有，但3以上的效果同樣只屬於誤差範圍。

●有機類紫外線吸收劑

有機類紫外線吸收劑的種類非常多，但因為能吸收的波長範圍各有不同，很難只靠單一成分來對抗紫外線，至少必須混合三種才有效。

紫外線吸收劑原本是用來預防樹脂和印刷物因紫外線劣化與褪色，其中有二十種成分可以用做化妝品，最近特別受防曬

各有機類紫外線吸收劑能吸收的光波長

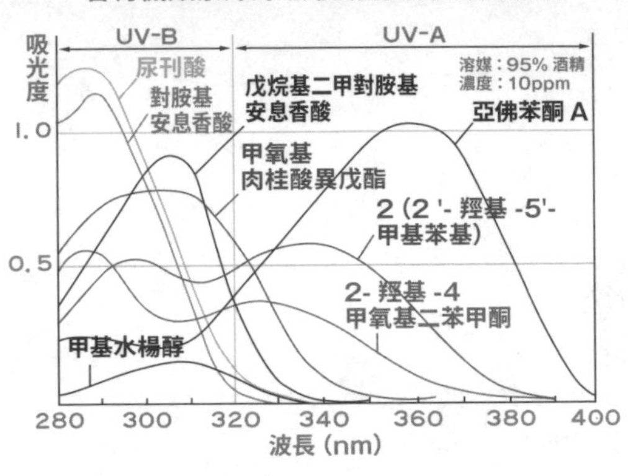

乳業矚目的是甲氧基肉桂酸辛酯（EMC），其他還有二苯甲酮（HMB）等成分。

附帶說明，日本從二〇〇六年起，核准EMC的含量最高可達10％（100g乳液的質量比），因此有愈來愈多人進行研究，並從中找到最有效果的含量比，讓各公司從二、三年前開始，有能力自行推出效果十足的防曬乳商品，不必再借助無機類紫外線吸收劑的力量，加上這些吸收劑原本是印刷業用的東西，成本比較便宜，才造就今日「便宜、安全、有效」的防曬乳問世。

不過有機類紫外線吸收劑雖然是透過吸收紫外線讓分子分解的方式，來預防紫外線直接照射皮膚，但這種分解物其實很具有刺激性，因此很容易刺激眼睛，不僅如此，肌膚較敏感的人，甚至會出現發炎情形，為避免發生問題，一定要將開始使用的日期寫下來，萬一真的出現問題，至少能藉此明白不適合自己體質的成分（商品）。

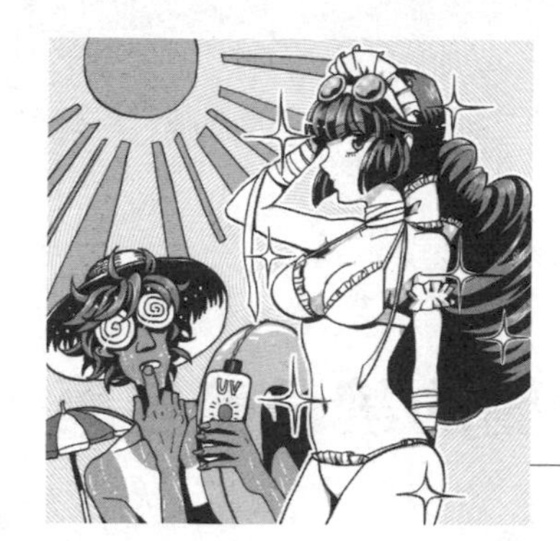
UV

第16講

不被公開的禁忌美容藥

不論今昔，女性對美的追求永遠不會滿足，而化妝品就是看準這一點，才會愈賣愈多。這些化妝品的成分，從天然萃取物到人工合成物都有，種類高達好幾萬種，而且發展不過都是最近這二十年來的事。那麼在半世紀、一世紀、二世紀前，界面活性劑還很少見的時代裡，有什麼樣的女性美容藥及化妝品？仔細解開歷史會發現，其實有不少配方非常瘋狂的化妝品和美容品，例如「顛茄」、「砒霜」、「鉈」這三樣，都是現代毒物書籍裡才會出現的名稱，但在昔日卻是化妝品的有效成分。

因為沒有彩色隱形眼鏡只好使用顛茄……!?

首先是顛茄。其實今日仍有使用類似顛茄的成分，以及醫療用的東莨菪萃取物，尤其是加有東莨菪萃取物的眼藥水，三十年前就曾販賣過，但因為不遵守醫囑使用會有危險，所以現在已經不販賣給一般人。

這種東莨菪萃取物具有放大瞳孔的作用，雖然我們的眼睛

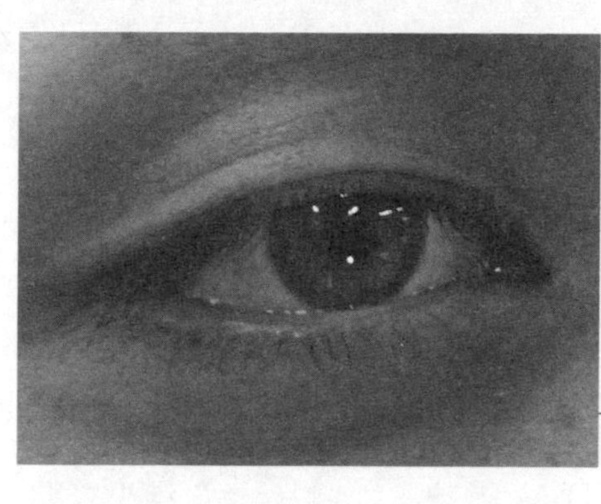

眼珠中間的黑色部分就是瞳孔。當時會用顛茄強迫放大瞳孔

具有調節亮度的功能，當四周較亮時，瞳孔會閉起來，四周較暗時則會張開，但因為現代人的生活環境，即使到了夜晚四周還是很亮，因此這項調節亮度的功能逐漸衰退，導致睡著時瞳孔仍閉著，無法消除眼睛疲勞，才會出現眼睛疲勞和頭痛等症狀，東莨菪萃取物就是用來改善這些症狀。

至於瞳孔和美容的關係，主要是日本人的瞳孔顏色幾乎都是茶褐色，因此不易確認張開的程度，但白人的瞳孔不僅顏色較淡，且多為藍色和綠色，很容易看出瞳孔的張開程度，而有些女性不喜歡自己在白天時容易像貓一樣出現三白眼情形，才會使用加有顛茄或曼陀羅萃取物的眼藥來刺激眼睛藉以散瞳，然後再化上大眼妝。雖然這是十八世紀時的事，但刻意排除利用縮瞳來減少吸收光線，進而保護眼睛不被紫外線侵襲的生物防禦本能，反而特地在散瞳的狀態下，在白天的陽光底下走來走去，這種用法真叫人不敢恭維。當時並沒有彩色隱形眼鏡，所以女性們都是冒著失明的風險，努力讓自己的臉蛋看起來更可愛。

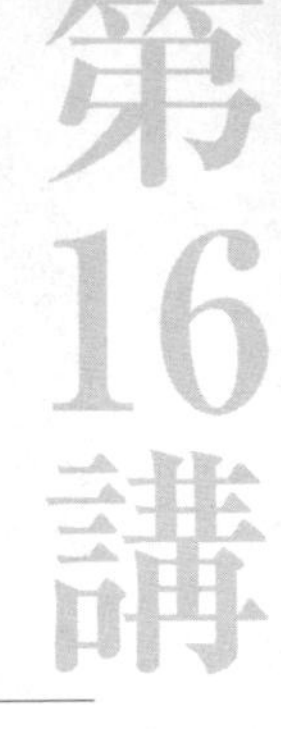

第16講

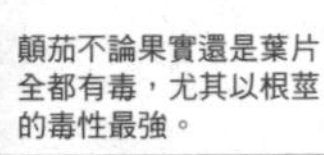

顛茄不論果實還是葉片全都有毒，尤其以根莖的毒性最強。

能強力破壞黑色素　砒霜對美肌有效？

接下來是美白問題。隨著年齡增長會愈來愈明顯的色斑和暗沉，即使在化妝品非常進化的現在，仍不存在決定性的美肌化妝品（因為不能含有會改變肌膚性質的藥劑），即使是醫療用藥，效果也因人而異，而且通常都很慢。那麼在醫療不發達的舊時代裡，是否有用來消除色斑的藥物？

若單從效果來說，昔日似乎存在強大的美容液，例如托法娜仙液，是十七世紀甚具代表性的知名毒物，卻被做成化妝水，如果喝下去可能會致死，以今日的立場來看簡直不敢置信，但當時是十七世紀，可是一個連嗎啡都能在藥局輕易買到的時代呢（笑）。

托法娜仙液的成分是亞砷酸（三氧化砷或三氧化二砷），據說是將義大利火山附近產出的天然砒霜加熱而來的氧化物，融到水裡做成化妝水。砒霜是強大的原生質毒，會阻礙細胞熱量來源的ATP合成，但不知理由何在，將亞砷酸塗在皮膚上

如法炮製一九三六年時的美白乳液做法

材料（數字皆為%）

凡士林…49　鯨蠟…12
石蠟…25　羊毛脂…3
甘油…3　17%過氧化氫水溶液…3
乳酸…0.5　檸檬酸…0.5
水…3　香料…1

①先融化凡士林和鯨蠟後再加入羊毛脂，然後一邊加熱一邊倒入石蠟。②接著將水和甘油攪拌均勻，再加入乳酸和融化而來的檸檬酸。③將①和②仔細攪拌至少2小時以上，最後再加入過氧化氫水溶液和香料就大功告成。

現代解說

就成分來說很類似現在的化學脫皮術，只要重點塗在色斑上，就能促進該處的皮膚代謝，進而消除色斑。不過現在要取得鯨蠟非常困難，不妨換成棕櫚酸鯨蠟酯。羊毛脂來自動物的界面活性劑，也能用山梨糖醇酯或脂肪酸甘油脂取代。過氧化氫水溶液可濃縮雙氧水而來，就算沒有也不會有太大的影響。

時，因為會對皮膚基底層的黑色素細胞發揮作用，一開始會促進黑色素合成，使得肌膚變黑，但黑色素細胞很快就會死亡，導致無法再製造黑色素，最終就能因為黑色素無法活化，而得到色澤較白的肌膚……這就是主要的原理。不過因為毒性很強，基本上還是會造成肌膚細胞數減少的後果，最後是否真能達到美白效果，現在已不可考。

隨著時代的演變，到了一九〇〇年代時，砒霜變得無聲無息，但仔細尋找當時的文獻，發現存在有現代所沒有的美白配方，那就是苯酚。苯酚被認為是一種石碳酸，只要蒸餾石炭就能大量取得，是滲透性很高的物質，尤其若混入酒精，更能強力殺死皮膚細胞，目前多被用來美白牙齦（主要是雷射治療），不會用在皮膚上。苯酚附著在皮膚時會很癢，效果似乎也不錯，但既然現在有各種治療藥物及雷射手術，當然沒有理由硬要使用。

第16講

直至現代威力仍是No.1 醋酸亞鉈除毛

最後是醋酸亞鉈。這是令人束手無策的劇毒，實際上在服毒案例中，還出現「掉毛」的症狀。一九五〇年前後，醋酸亞鉈是主要的滅鼠劑，而根據記錄顯示，當時甚至有販賣醋酸亞鉈含量7％的除毛劑，就今日來說絕對不敢想像，因為含量7％的鉈，等於一條軟膏就能殺死二、三人，當時這種東西被放在藥局裡賣，實在太過激了（笑）。

鉈進入體內後會假裝成鉀，阻止各種細胞運作，尤其對毛根的毒性特別高，中毒者的最大特徵就是有八成的人會掉髮，有五成的人連眉毛都掉了。將這種東西當成藥塗在皮膚時，鉈會從毛細孔入侵到毛根，讓人很快就掉毛。就現狀來說，沒有任何塗抹型除毛劑的效果能超越鉈，實質上等於是最強的除毛劑。

但只要使用方法錯誤，就會造成連不想除毛的地方也跟著掉毛，破壞力強到甚至可能再也長不出來，而且還有很強的致

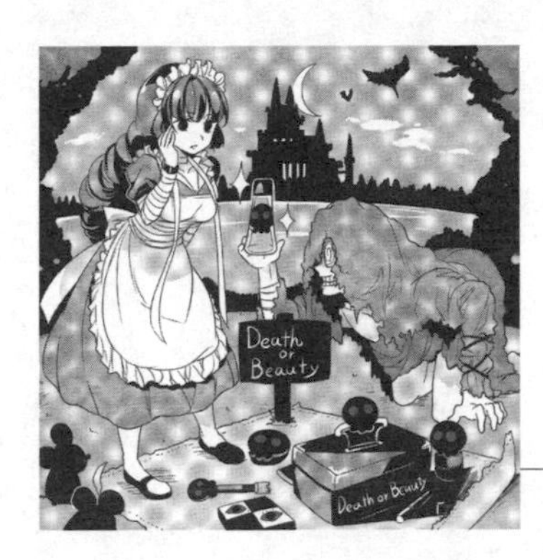

癌性，聰明的人最好還是不要碰。

第17講 治療感冒的藥

感冒藥到底是什麼東西？「要是真有能治好感冒的藥，絕對能得諾貝爾獎了！」有些人會露出跩臉地這麼說，到底是不是真的？感冒藥究竟能做什麼？吃了感冒藥真能讓身體變舒服嗎？最重要的是，在種類無數的感冒藥裡，到底該買哪一種才好？

因為病毒種類太多才讓感冒藥無效？

「來歷不明的藥局藥」或許是感冒藥最精準的形容。其實世上根本不存在治療感冒的藥物，因為感冒並非是由單一病原體引發的疾病，能造成被稱為感冒症狀的病毒有腺病毒、鼻病毒、冠狀病毒等，種類多達幾百種，甚至有可能是更可怕的病原菌初期症狀的表現。這些病毒在人類身體抵抗力較弱時，就有可能入侵，並在體內繁殖，引發種種感冒症狀。相對於流感是由流感病毒引起，流行性腮腺炎是由腮腺炎病毒引起，由於會引發感冒症狀的病原體太多，所以要製造出能讓原因病原體無效的藥物，才會如此困難。

藥局賣的感冒藥只含這幾種成分

退燒藥	阿斯匹靈、乙醯胺酚、布洛芬、鄰乙氧苯甲酸胺、甲芬那酸、異丙基安替比林、舒爾必寧
消炎藥	洛索洛芬、來縮酵素、傳明酸
抗組織胺藥	甲烯二水楊酸苯、氯苯那敏、鹽酸二苯胺明、氯馬斯汀、美奎塔令、卡比諾沙明
止咳 氣管擴張藥	二氫可待因、右美沙酚、諾司卡賓、麻黃鹼（甲基麻黃鹼）
化痰藥	愈創木酚甘油醚、布朗信、卡玻西典、安布索
其他	溴滑利尿素、異丙碘胺、咖啡因、維生素類

不僅如此，若是流感或流行性腮腺炎，只需幾種抗體就能製成疫苗提供人們注射，但若想混合幾百、幾千種抗體來製造藥物，就得花費龐大成本，當然很難實現，何況感冒並不是容易致死的疾病，更突顯沒有必要浪費心力，所以才會不存在治療藥和疫苗。

換句話說，感冒藥只是用來緩和病毒引起的各種身體症狀，避免降低病患的QOL（生活品質）罷了，因此照說是必須仔細看清楚什麼成分能緩解哪種症狀的第一名藥物，可惜現狀是連部分藥劑師自己都無法清楚回答……看來最後還是只能靠自己。

⑥ 感冒藥裡所含的成分其實少得可憐

一般感冒藥都是混合「退燒藥（止痛藥）」、「消炎藥」、「抗組織胺藥」、「止咳・氣管擴張藥」而來的綜合藥。

藥局裡販賣的感冒藥，也只是把這些成分加以組合而已……就這麼簡單，儘管還有其他微妙的成分，但主要成分含

第17講

量其實很少，因為能使用的藥物成分受法律規定，所以各藥廠只是將配方比做個改變而已，卻大肆宣傳「和以前的如此不同！」彷彿是全新出現的商品。

成分本身都是醫藥界裡老到不行的東西（若說這樣就代表安全似乎也不見得），幾乎所有商品的成分都是「消炎藥＋抗組織胺藥」，再另外加入不同比例的緩解咳嗽和潤喉藥而已，所以若是第二類醫藥品的感冒藥，幾乎都大同小異，不管買哪一種其實都一樣。細節部分需要注意的只有出現乾咳症狀時，最好不要服用含有化痰成分的藥。那麼反過來說，是否第一類醫藥品的感冒藥就比較好？其實這類感冒藥含的成分比較強……但是……老實說，與其服用這些感冒藥，還不如去看醫師，請醫師開出最強的感冒藥「ＰＬ顆粒」，效果會強上一百倍。

說穿了不管服用哪種藥都一樣，最重要的是千萬別勉強自己，在各種症狀緩和下來之前乖乖地休息，以免妨礙免疫活動，同時服用大量維生素並攝取營養就行了。若不這麼做，很

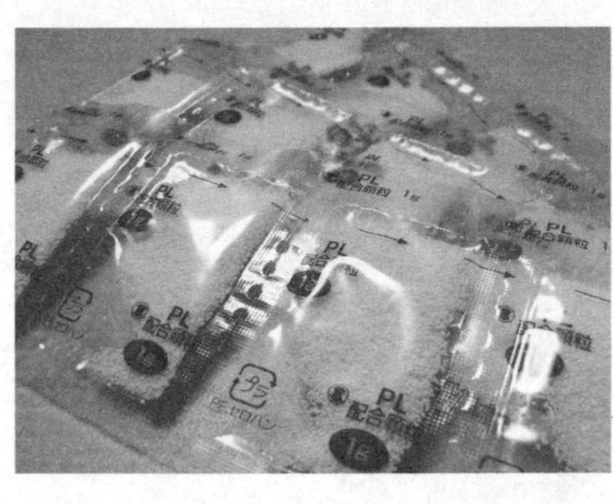

感冒去醫院求診時幾乎都會被開立「PL顆粒」

容易拖上一、二個星期都不會好，最後降低了QOL。

若渾身不對勁的感覺超過一星期仍沒有消失，就必須思考可能是具有感冒第一階段症狀的其他疾病，尤其是黴漿菌、百日咳、結核等各種疾病，都會引發這些症狀，所以若超過一星期還是覺得不舒服，一定要立刻就醫，這一點非常重要。或許這麼說很無趣，但感冒症狀和許多疾病的初期症狀非常類似，唯一的解決對策就是就醫。

❻感冒藥致死!? 不為人知的疾病

最後再稍微談一下史帝芬強生症候群，這是一種皮膚黏膜症候群，通稱為SJS，也是感冒藥致死這種都市傳說由來的真面目。

這種疾病主要是原因不明的藥物過敏反應所致，一百萬人中會出現幾人，雖然比率並不高，但因為服用藥物造成全身起疹、潰爛，甚至發高燒而損害呼吸系統，嚴重時還會引發肝臟等功能障礙，致死率達到幾%，是很嚴重的症狀。原因來自服用包含感冒藥在內的非常普遍的藥物，可惜之後到發病為止的形成機制與原因，至今尚未解明。不過至少可以記住這一點，只是因為服用感冒藥而致死的機率，不論大人小孩或老人，大約是一百萬分之一。

只是話說回來，若因此就大聲喧嚷別吃感冒藥，吃感冒藥會死人，那就完全是無腦與低能了。從這個機率裡不易看到的事實是，或許一百萬人之中有一人是因為採取異常行為才發病，但有些人只看到這個事實就不敢讓小孩吃感冒藥，完全忽視流感的純粹死亡率，這才是最愚蠢的行為。數學不好的笨蛋要因自己的責任而死，應該不會有人有意見，但若想將這種觀念強行加諸小孩或周遭人身上，不妨狠狠踢他腹部，讓他閉嘴。

總歸一句話，沒用的藥物就別吃！要吃感冒藥就要找出最適合自己的用法與用量！答案就是這麼簡單！

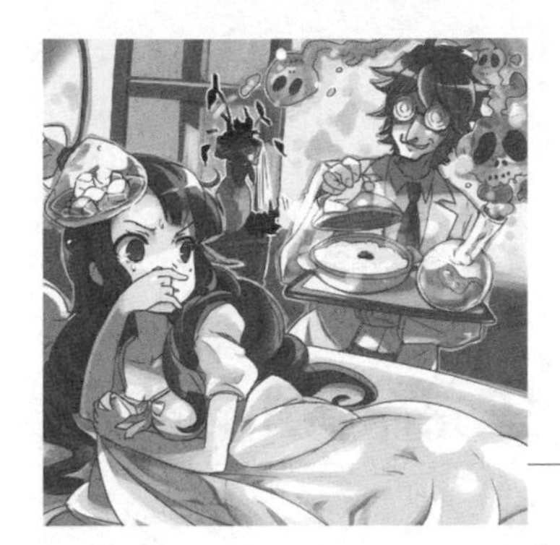

第18講 生活習慣病的藥

病患人數達一千萬的恐怖！ 什麼是生活習慣病？

生活習慣病是指有糖尿病、高脂血症、高尿酸血症等症狀，再加上高血壓、肥胖等要素，甚至加上運動不足、抽菸、喝酒等不良生活習慣，導致症狀惡化的情形，可算是用來呈現整體病態的名詞，其中最核心的是糖尿病，精準來說就是第二型糖尿病。既然有第二型，那應該也有第一型吧？第一型是指來自遺傳或幼年性的糖尿病，因無法分泌胰島素而發病，若不用藥物控制就會致死，但因為與生活習慣不良而致病的第二型不同，所以治療用的藥物也完全不同（部分也許相同），不妨記住一般所提的糖尿病，都是在說第二型。

要說明第二型糖尿病的治療藥之前，先來探討看看什麼是糖尿病？顧名思義，這是一種尿裡含糖分的疾病。原本尿液是身體將不要的物質排出體外的一種手段，此時卻排出身體必要的養分，加上體內無法將養分當成養分使用，才會四處出現車禍的情形，結果逐漸引發腎功能障礙、神經功能障礙、末梢血

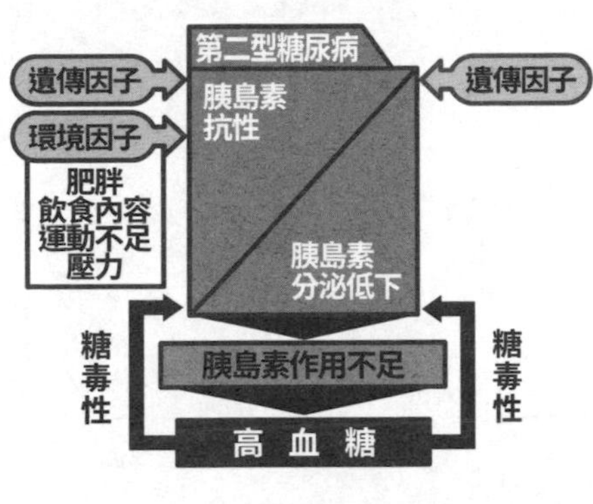

第二型糖尿病起因於飲食和壓力等因素，會導致胰島素分泌能力低下，進而造成體內組織損壞，引發各種疾病。

管遭到破壞、壞死等各種症狀，簡直像在慢性虐殺一個人，最終導致死亡。

健康的身體為避免發生這種車禍，會分泌名為胰島素的荷爾蒙，將飯後血液裡所含的糖分帶走，並發出訊號要身體將這些糖分轉為熱量，此時若訊號因故無法發揮功能，就會造成血中糖分滿出來的狀態（高血糖），組織開始因此遭受破壞，最後引發各種疾病。

生活習慣病就來自人類這種絕妙的身體平衡關係，只要失衡就會在體內引發問題，儘管每一個問題或許都不致命，但若因此遲遲死不了也很麻煩，因為身體一旦失衡，不靠藥物就很難維持正常的運作，所以糖尿病絕不單純只是尿變甜、必須控制飲食的疾病而已，不該想得這麼天真，因為這是能慢性殺死人的不治之症，光從病患必須一輩子服用藥物這一點來看，就能知道這是能侵蝕生命的可怕疾病，一定要牢牢記住。

第18講

該服什麼樣的藥？種類共有五種

病患人數很多算是幸運的一點，所以糖尿病的治療藥不但種類豐富，價格也比較便宜，而且只要用藥物確實控制，即使罹患糖尿病也能照樣壽終正寢。

糖尿病的治療藥大致可分為五種，首先是眾所周知的「胰島素」，若是第二型，會被用來治療末期症狀，所以只要看到老爺爺、老婆婆自行在注射胰島素，就能推斷已經到了末期。

至於最重要的治療藥是第二種，主要用來鞭策怠惰的胰臟，促使胰臟提高分泌胰島素的功能，也是最古老的糖尿病治療藥，取sulfonylurea（磺醯尿素類）的頭兩個字母，稱為「ＳＵ類藥物」。ＳＵ類藥物對胰臟細胞還很健康、只是分泌系統有些異常的輕度病患很有效，但因為運作機制是看準細胞功能的脆弱性，硬逼細胞活動起來，所以服用過度反而會造成惡化，擁有兩面刃的性質，算是一大缺點……。

第三種是「雙胍類藥物」。相對於ＳＵ類藥物會強迫胰臟

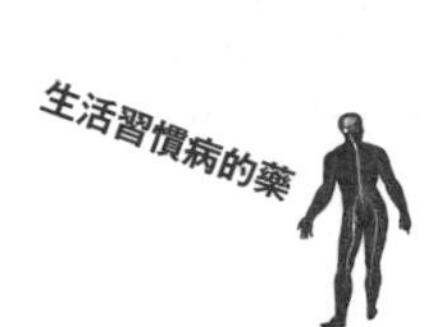

分泌胰島素，這類藥物會極力利用分泌量大減的微量胰島素，設法不讓體內出現車禍情形，是性質很不錯的治療藥，而且安全性很高，但如果症狀已經惡化到某個程度，就沒有治療的效果，算是考驗醫師智慧的治療藥。此外，大量使用能有效改善代謝症候群，這一點已經得到證實，因此目前被重新檢視能否做為減肥藥使用。

第四種是「吸收抑制類藥物」，主要是讓容易糖分過剩的身體，慢慢吸收糖分，甚至很難吸收糖分……藉此發揮作用的治療藥，實際有「α-葡萄糖苷酶抑制劑」，最常見的是伏格列波糖（Basen：武田藥品）。這種藥能抑制小腸對糖分的吸收，藉此讓腸道慢慢吸收糖分，原本是為減肥藥而研發，所以日本厚生勞働省開始拋媚眼，想用來預防代謝症候群，而藥局也色心大發地躍躍欲試，是目前正火熱的藥物。由於這種藥的藥效較強，具有破壞腹部狀況的效果，若服用過多，有引發低血糖讓人昏倒的可能，所以醫師公會似乎反對使用，但恐怕遲早會被藥局擺上架。

第18講

第五種是設法降低車禍致命性的藥物，基本上種類不少，而且內容較難，此處只能割愛，想知道的人不妨輸入關鍵字「胰島素活化劑」、「醛糖還原酶抑制劑」，自行搜尋看看。

要小心低血糖！

前面提到昏倒的可能性，其實血中糖分過多時，以長期來看對身體很有害，但基本上並不會馬上死亡，反而是糖分過低時，嚴重時有可能致死。

通常血糖值會維持在70mg／dl左右，而只要低於50，手腳就會失溫，接著全身體溫也會慢慢降低，最後引發吸呼功能低下、譫妄、昏迷等症狀，原因就出在腦裡。腦會不斷發出指令，要身體維持一定的血糖值，並利用身體提供的這些糖分，透過脖子上的血管輸送到腦裡做為養分使用。換句話說，低血糖會讓腦無法維持正常的狀態，最後結果就是昏倒，如果放任不管，最後就會危害生命。

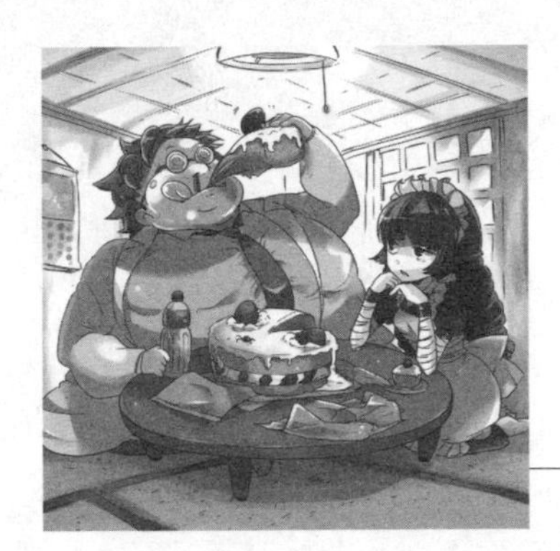

第19講 變臭的藥

體味機制如何因健康狀態而改變？

站在擠滿人的電車或電梯裡時，有時會聞到一股人們的臭味，尤其是歐吉桑愈多時，愈讓人覺得不舒服，但如果是一群女學生，就會散發出如花香般的氣味！為什麼人類的體味會有這麼大的差異？

體味具有突顯一個人內臟年齡、肉體年齡、免疫年齡的作用，而且不只會因身體狀態而不同，也會因人種而不同。一般來說，白人偏向肉乾的味道，亞洲人接近魚醬的味道（日本人自己沒有察覺），黑人則較少有獨特的味道。

從狗有辦法用味道來辨別人這一點來看，每個人的體味確實都不同，但這些差異究竟來自哪裡？除了這個人是否年輕外，性功能是否正常？有沒有生病等等，肉眼看不見的變數，都會化為味道散發出來。實際上某些特定的疾病，連人類都有辦法從味道辨別出來，不妨參考上表。癌症會散發出有如被福馬林泡過的肉味來、痲疹會散發水煮過的雞肉味道來，統合失

人類能感受到的疾病臭味

疾病	臭味	疾病	臭味
癌症	用福馬林泡過的肉、結痂的味道 或像混合松香與屍體般的味道		
白喉	汗水會發出獨特的甜味來		
風濕	獨特的酸味		
統合失調症	刺鼻的臭味	憂鬱症（重度）	灰塵般的味道
糖尿病	蘋果腐壞時的味道	腸閉塞	吐氣出現糞便味
麻疹	類似水煮過的雞肉味道	貧血	阿摩尼亞臭味

調症則是刺鼻的味道。光從形容方式來說，就覺得很可怕……據說只要是經驗豐富的醫師，光從味道就能判斷出病患的症狀。

引發體味的原因物質，至今還是不清楚，但只要生病就會讓體味產生異變，這一點倒是自古就為人知，例如日文有句話叫「尿騷味的臭ㄚ頭」，這是因為進入第二性徵成長期的女性，經期還不穩定，經血量也較多，所以容易引發貧血現象，而表現在外的就是「貧血＝阿摩尼亞」。換句話說，尿騷味的臭ㄚ頭這句話，或許就來自昔日人們的生活經驗。

不養生的胖子和減肥女　惡臭原因來自這裡

體味不只來自疾病等原因，免疫系統和身體細胞的老化也會產生體味，不養生的胖子常常散發出異常的臭酸味吧？那種味道很類似患有風濕病的人，主要是因為原本應該附著在皮膚上的雜菌，因故附著在皮脂裡，被分解後才會產生有機酸的味道（丁酸和異戊酸等）。若不懂得養生，不但會造成皮脂過

第19講

剩，若再加上不洗澡，生活過得很不衛生，最後就會陷入這種令人遺憾的狀態裡。

比較不為人知的是，偏食也會讓體味惡化，尤其是完全不攝取碳水化合物的減肥女，往往會散發出有如屍體般令人難以忍受的臭味來，偏偏當事者渾然不覺，算是一大悲劇，因為這種惡臭程度，強到在電車上只是擦身而過都能讓人聞到，相信只要是男人，大概都聞過這種身材纖細的女性異臭，完全是偏食引發的結果。

改善體味的方法

第一當然是維持健康，雖然隨著年齡的增長，要維持健康並不簡單，但有效的方法之一就是做有氧運動，而前面所提的偏食減肥法，絕對不在討論之列。

基本上只要正常洗澡、泡澡、把身體洗乾淨，就能有效消除體味，不會讓人感受到難聞的異味，不過腋下、陰部、耳朵後面、從胸前到脖子一帶等處，皮脂都較多，容易成為發出體

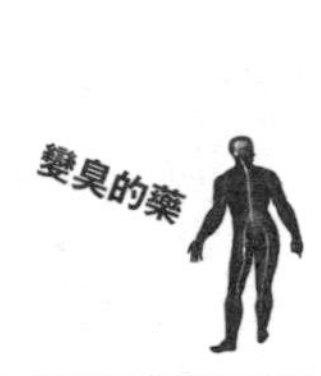

味的來源，務必用肥皂洗乾淨。

在維持身體健康的狀況下，若想用藥物進一步改善體味……不妨利用葡萄糖醛酸內酯和甘草素等，能有效提升肝臟解毒功能的藥物。以市售的藥來說，有標榜具美肌作用的葡萄糖醛酸「PAIRA」等商品，而甘草素因為是「甘草」的主要成分，只要去中藥房就能輕易買到。

還有一種被稱為喝的香水、香葉醇，是從天竺葵裡發現到的萜類，具有玫瑰般的香氣，能在血管裡擴散開來，再連同汗水一起從汗腺分泌出來。

讓大家久等了！讓體味惡化的藥物

前面已說明過，只要免疫系統失常而生病，體味就會變臭，但其實不必這麼麻煩，也能輕易讓體味惡化。

最有名的就是大蒜和洋蔥，只要吃了這些東西，體味就會產生變化。大蒜和洋蔥都含有硫原子，只要吃這些東西，就能將二烯丙基硫醚等甲基代謝物排出體外，釋放出惡臭來。不過

第19講

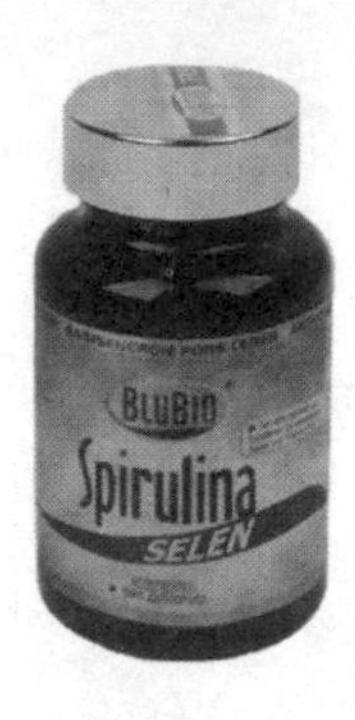

過度攝取硒時，會產生惡臭來源的「二甲硒」，釋放出幾乎能令人昏厥的體味來。

大蒜這種臭味，還算是小兒科，有一種藥能讓體內產生具威脅性的惡臭，那就是「硒」。

硒在週期表上就位於硫磺底下、砒霜旁邊，基本上是超微量的必要元素，只要正常攝取飲食絕對足夠，反而是攝取過剩時容易產生可怕物質。

也就是「二甲硒」。二甲硒只需1ｐｐm就能釋放出惡臭難耐（待在密閉空間裡會昏過去的程度）的物質，原因來自硒的過度攝取。簡單地說，只要讓硒大量進入體內，就能散發出強烈的體味（咦？），不妨從海外購買含硒的補充劑，然後喝下正常的五倍量，屆時身體會立刻散發出深具魅力的芬芳味道，更能讓你因這個無形的費洛蒙炸彈，終結你的社會生活，還真是可怕啊（笑）。附帶說明，想一次就有效，只需服用5mg的二氧化硒就行了，而且據說臭味能維持整整一～三個月都不散，或許連人生都能終結掉，果然很可怕（笑）。

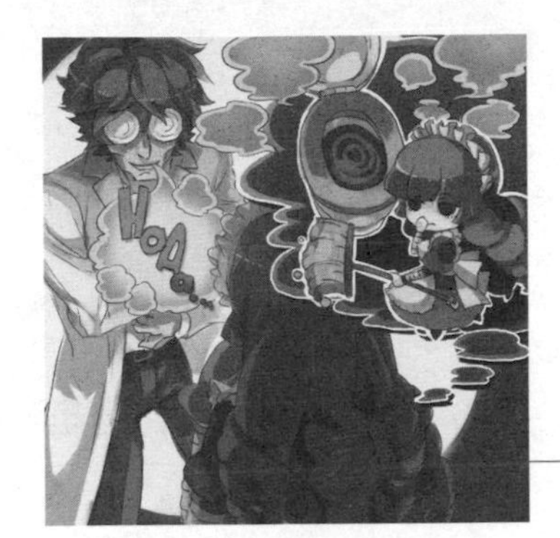

第20講

瘦身的藥

本單元要介紹的是類固醇類藥物中，最能掌控人類身體功能的那個，也就是荷爾蒙劑。

筆者曾在《致命減肥法》一書中，詳細說明只靠吃藥就能減肥是不可能的事，以及坊間的許多減肥法不是錯得離譜就是太難，但若明白這些道理後，還是執意想輕鬆減肥的話，就要有覺悟不怕可能出現的副作用及危險，儘管喝那些「只要喝就能減肥的藥」吧。你想不想得到美麗又苗條的身材呢!?（可能得用命來換就是了）

想瘦就要動！　而且不准吃！

……這是銀髮的萬事屋先生所說過的話，真是說得一點也沒錯。因為人類對於囤積熱量這件事，是花了幾萬年慢慢進化而來的，但對於營養過剩的處置法，卻只花了短短的一百年左右，顯示人類還無法真正解決這件事。

結果造就現代成為人類史上最多胖子的狀態，這麼說一點也不為過。只要每天大量運動，並攝取簡單的飲食，過著極

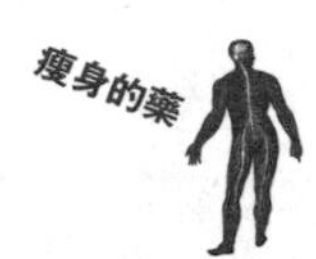

度節制的生活，不論是誰一定都能瘦下來。「要是辦得到，也不用這麼辛苦啦」，看準這些弱者的心理，電視上盡是腹部暢快！（到底是什麼東西暢快）、與內臟脂肪很有關係！（是哪種關係？）等，一看就很可疑的保健食品廣告，已經到了泛濫的程度。想也知道要是真有效的話，醫師們早就用了。

如果真想靠服用藥物來減肥，絕對要有覺悟可能會出現若干副作用及危險，否則別妄想！將靈魂出賣給魔鬼的藥物，這才是減肥藥的真面目。

憔悴就沒有意義　減肥藥的三大支柱

提到減肥的藥物，最主要的三類就是「降低食慾的藥物」、「強迫燃燒脂肪的藥物」、以及「培養肌肉的藥物」，嚴格來說，還需要用來抑制或避免出現副作用的藥物，不過就整體來說，以這三大支柱為主。

其中最重要的是增加肌肉，雖然常有人誤以為是要變成肌肉男、肌肉女，但兩者完全不同。不論男女，若沒有適度的肌

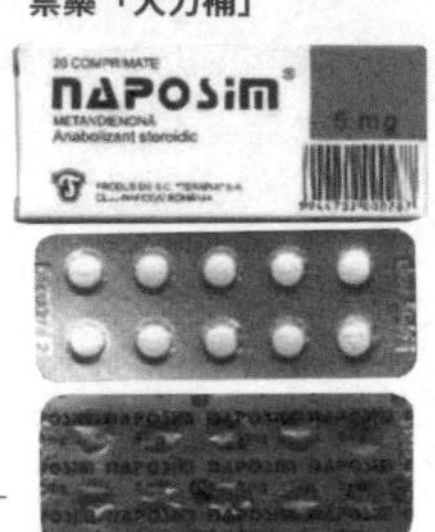

好萊塢明星們愛用（?）的禁藥「大力補」

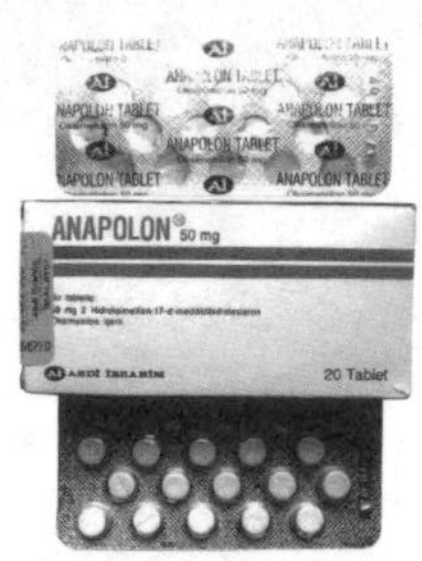

「安那度」更快、更有效！

肉，一旦瘦下來皮膚就會下垂，只會得到「憔悴」的結果。到底是想變美，還是想減重，明顯應該是以前者居多，所以才會存在類固醇荷爾蒙劑。

依症狀來選擇　人氣減肥藥有四種

在各種類固醇藥物中，主要販賣的口服藥有下列四種。

大力補 Dianabol
安那度 Anadrol
康力龍 Stanozolol
氧甲氫龍 Oxandrolone (Anavar)

尤其近年來最受矚目的是大力補和安那度，因為常傳有好萊塢明星們用來塑造身體，不僅如此，對於會開處禁藥的醫師們來說，也是很有效果的藥，而且很早以前就得到證實，所以非常受歡迎。

大力補　　安那度

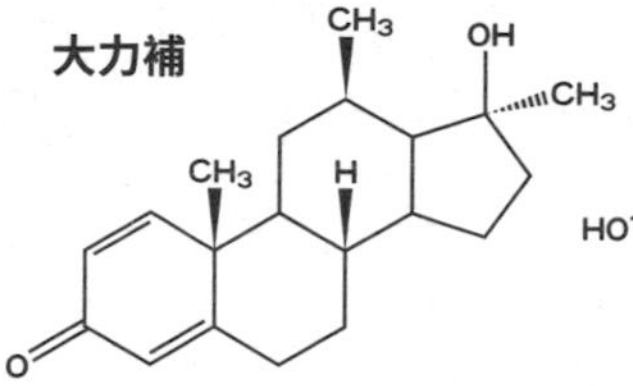

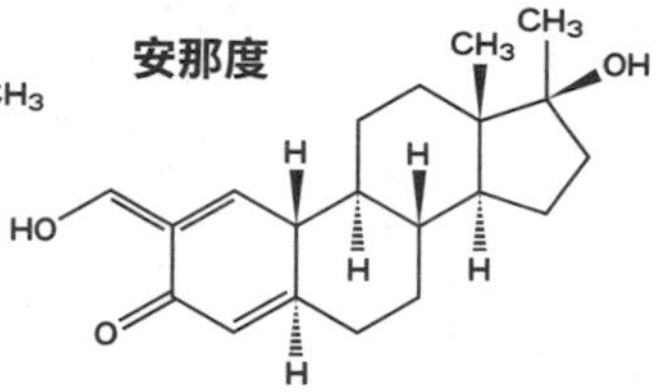

一起服用會很危險！連禁藥業界都視為禁忌

不過必須注意的是，安那度和大力補不能並用，因為副作用會強過效果，非常危險。

康力龍是很早就有的禁藥，適合男性且想在短期間內打造壯碩身體的人，加上另有用來抑制副作用的藥物，也已知這種藥物的動向，所以很容易掌控，因此深受喜愛。

氧甲氫龍多以Anavar（快樂妊）為商品名販賣，女性也能使用，是近年來才出現的禁藥。昔日還有一種女性也能用的6-OXO藥物，但因為廠商退出這個市場，商品已經不存在，所以很難到手。氧甲氫龍不論男女都能服用，而且作用非常溫和，據說一天只要控制在80mg內，就不會有明顯的副作用。

但既然作用溫和，表示效果也比較低，只要配合每天的運動來服用，就能有效讓肌肉變緊實，就這一點來說，或許算是比較理想的保健食品。

當然這裡所謂的沒有副作用……基本上在藥界裡就是指「不會立即影響健康」的程度（笑）。

第20講

除類固醇外，仍有其他可用來增強肌肉的藥物，知名的有克侖特羅（瘦肉精的一種），原本是用來治療支氣管氣喘、壓力性尿失禁的藥，但因為屬於腎上腺素β受體激動藥，所以還有很強的燃燒脂肪作用，雖然運作機制還不清楚，但已知能異樣增加肌肉，昔日被用來增加家畜的瘦肉，也被當成禁藥使用。

以人類來說，一天只能攝取80μg～160μg，健美界則因為是非類固醇類藥物，因此有不少人非常愛用，但對肝臟的負擔似乎很大……。

用來降低食慾的藥，則有強效的氯苯咪吲哚和二甲苯乙胺等，目前在美國，醫師只會針對超級胖子開出藥方，若只是有點胖的人，使用這種藥物可能因副作用引發更大問題，所以並不普及。

其他還有含「二甲雙胍」成分的藥物，目前正在等日本政府核准，雖然已經被當成高脂血症的處方藥使用，但已證實只要一天大量服用300mg以上的量，就能有效減少內臟脂肪，

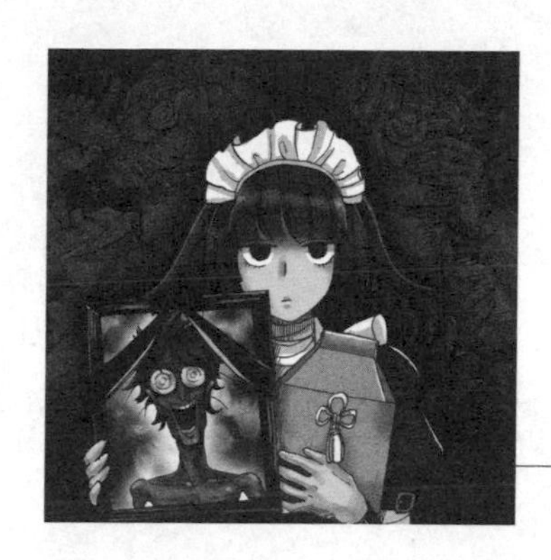

所以做為「脫離代謝症候群治療藥」，正等著出場。今後這類脫離代謝症候群的治療藥……應該會不斷地冒出來吧。

第21講
治療香港腳的藥

致病原因不勝枚舉　香港腳到底是什麼?

香港腳（又稱白癬菌感染症）是因為感染病菌，導致腳上皮膚組織受損的感染症，會出現發癢、脫皮等症狀，但致病原因菌很多，而疥癬（起因於特殊塵蟎）、掌蹠膿疱症（原因不明的皮膚病，容易因香港腳治療藥而惡化）、紅癬（一種細菌感染症，有效治療藥為抗生素，而不是抗真菌藥）等，症狀類似的疾病很多也是一大特徵，因此若不是香港腳，卻使用治香港腳的藥，反而會讓病情惡化，這也是常見的情形，最好的方法，往往是耐心等症狀自滅。

香港腳可透過用氫氧化鉀（10%）融化腳的皮膚組織，再用顯微鏡找出真菌，就能自行判斷是否為香港腳，不過最確實的做法還是去皮膚科就診。一旦確定是香港腳，就能輕鬆選擇治療藥物，但此時必須請醫師診斷香港腳的惡化程度。最常見的情形是因為腳底很癢，就輕易判斷自己得了香港腳，並自行去藥局購買根本可說是垃圾的藥來治療。

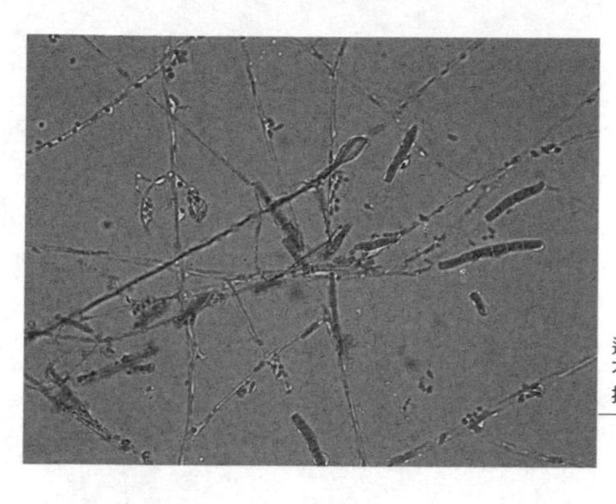

這就是讓人們的腳苦惱不已的香港腳病菌，保持清潔才是首要工作。

無煙不起火？

除了高齡者外，幾乎所有人的香港腳原因病菌、真菌，都棲息在皮膚角質層裡，所以在角質層全面換成新組織之前，必須每天持續塗抹抗真菌藥，理論上約需四到六星期的療程（※1）。

但說也奇怪，既然這麼簡單，為什麼這麼多人就是治不好？原因幾乎都是因為感染源就在家裡，就像經常發生小火災的家裡，即使用水桶潑水撲滅，如果一家之主的爸爸老愛在家裡燒木材，那麼就無可避免總有一天一定會發生大火災，把家裡燒光光。

所以治療香港腳需要全家人的協助，這也是最難的地方。一般認為只要得過一次香港腳，就很容易復發，因此不論家裡還是社團教室，或是健身房，都必須從根徹底採取對策，否則沒有效果。

若感染源來自家裡，當然不可能因此把爺爺、奶奶送進墓

※1…純為輕度感染的情形，若是蔓延到腳指甲，甚至引起角質肥大的情形，就屬於重度的真菌感染症，必須服用口服藥確實治療，期間約需半年至一年。

第21講

裡，或把爸爸的腳切斷，所以必須全家齊心協力一起來治療。比較麻煩的是感染源來自家裡以外的地方，例如社團教室或健身房，此時必須勤奮塗藥，努力不把病原菌帶回家。

就預防對策來說，沒有什麼比保持衛生還重要。白癬菌會棲息在從人們腳上掉落的角質層裡，並伺機附著到另一個人的腳底，只要幸運感染成功，真菌就會在新世界裡打造自己的家！建造新家約需二十四小時，換句話說，只要能在二十四小時內用肥皂洗乾淨，就不會受感染。

可惜人類就是無法做到完美，才需要借助科學的力量來解決，而最簡單的方法就是穿上抗菌拖鞋。只要選擇一千日圓左右的醫院用拖鞋，基本上就不會錯，可以讓第一號感染源穿，也可以自己穿。

治療香港腳要用什麼藥？

不論如何防範，若最後還是不小心感染了，就只能靠藥物治療，但此時必須注意的是藥局賣的藥，根本一點用也沒有，

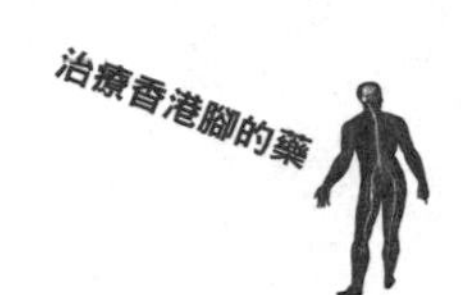

不但成分本身老到不行，有效成分也幾乎都微乎其微，而且還賣得特別貴。相對地，處方藥不僅適用健保，一個月下來的費用也不超過二千日圓，而且通常會開出最新的有效治療藥，所以更能讓人安心。

稍早之前以咪唑類的咪康唑和益康唑等藥劑居多，但近年來出現了「氨基甲酸鹽類抗真菌劑」，功效遠遠超過這些藥劑（一天一次就能殺死廣範圍的真菌），是由利拉萘酯和托萘酯等成分組成，有乳膏及酊劑等種類，只要徹底將乳膏塗抹在患部，並將酊劑塗抹在腳指甲和角質較厚的地方，一個月就能治好。

❻ 不可置信的凶惡香港腳治療法

依照慣例在像教科書般說明完後，就來介紹違規做法、邪道做法、令人不敢置信的做法，利用亂來的科學力量，忽略可能的危險性，強行突破盲點。

引發香港腳的真菌幾乎都是毛癬菌、髮癬菌類，所以即使

第21講

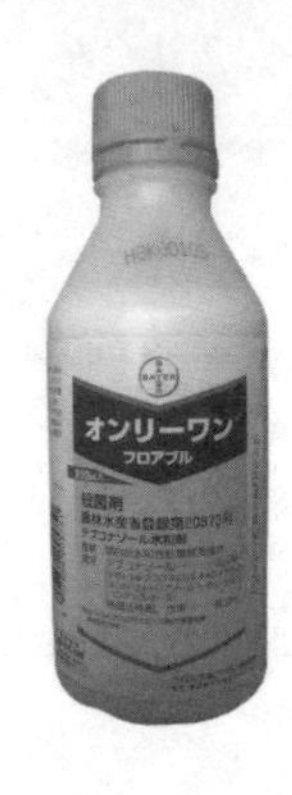

將含有得克利的農藥混入地板用蠟，就能讓地板變成光滑的無菌狀態。

是還未被確認對人類安全的東西，只要具有殺菌作用就能拿來應用，其中最具代表性的是「腐絕」，多被用在從海外進口的柑橘類蠟裡，是一種強效抗菌劑，對治療人類的香港腳也很有效。除了偶爾聽說會引發某些人藥劑過敏反應外，基本上對人體無害，而實際上我們周遭就有販賣用酒精融化這種蠟的商品，那就是空調用的防黴劑，日本國內雖然只有二、三家公司在賣，但只要上網就能輕易從海外買到。

另外做為農藥販賣的「得克利」，效果同樣很好，可以將這種農藥混在地板用的蠟裡，調成殺菌用地板蠟。

只要將空調用的防黴噴劑噴在鞋子和拖鞋裡，就能瞬間抗菌！利用殺菌蠟完整殺死掉下來的角質層！這是輕鬆就能得手又效果強大的香港腳對策新主軸……雖然不敢如此大聲地說……但確實有可能。

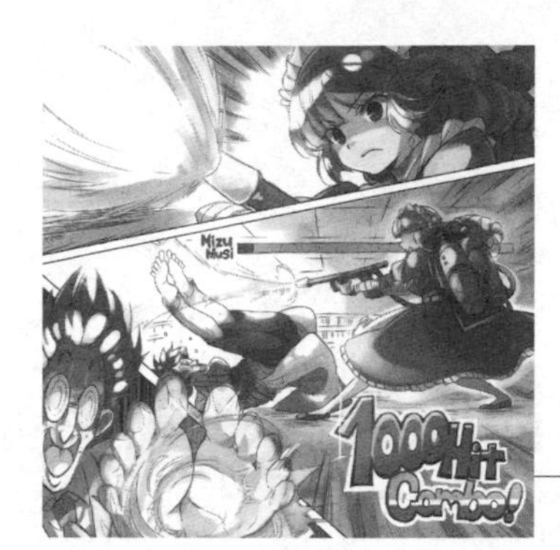
Mizu Musi
1000Hit Combo!

第22講 對室內黴菌有效的藥

黴菌是幾乎存在於全世界各個角落裡的微小生命，即使跑進冰箱裡，也照樣能生存下來，只是有最適當的環境與不適當的環境之分，所以趁黴菌還沒對人體造成傷害之前，只要先控制黴菌的生長環境，就能預防室內出現黴菌。不過即使是對黴菌有效的藥劑，只要用法錯誤，就有可能完全失效，這一點一定要理解清楚。

黴菌就是真菌　種類多達六萬八千種

首先得從瞭解敵人開始。黴菌基本上是用來統稱真菌的名詞，包含不完全菌類、子囊菌類、部分擔子菌類、酵母等，會在人們看得到的地方繁殖的真菌類，全部統稱為黴菌，至少有六萬八千種，而且存在各式各樣的環境裡，其中細胞連結一起的多細胞菌類稱為絲狀真菌，以單細胞方式各自生存的菌類稱為酵母。引發香港腳的白癬菌也是真菌，浴室裡的黑色黴菌（分枝孢子菌數）也是真菌，促進醬油和味噌發酵的米麴菌也是真菌，就連卡門貝爾乳酪表面的青黴菌也是真菌，換句話

真菌的分類

擔子菌類	多數菇類
鞭毛菌類	水黴菌、壺菌等水裡的黴菌
接合菌類	根黴菌等喜歡乾燥的黴菌
子囊菌類	漢遜酵母菌等多數酵母菌 不完全菌類食品與家裡出現的多數黴菌

像串珠般連在一起的絲狀真菌，以及單獨存在的酵母，純粹是形式上的稱法，對分類來說並不重要。

說，這一切全都是黴菌。

由於我們生活在多樣化的環境裡，預防對策很難做得徹底，所以各種黴菌才會慢慢侵蝕屋內，並逐漸擴大地盤。房子老化時會慢慢受損，主要就是因為黴菌（＋細菌）作祟。不只是木造建材，就連鋼筋水泥照樣會被黴菌侵蝕，甚至還有如粗球黴菌般，不是以自然環境為棲息地，而是以人類體內為最佳居住環境，因此會在體內爆炸性地繁殖，最後造成全身腐爛而死，簡直就像從虛構小說裡跳到現實世界來的可怕食人黴。

肉眼能見的黴菌雖然會輕易死亡但也容易再生

要說明世上存在的所有黴菌，版面再多也不夠用，所以此處只針對與我們日常生活有密切關係的黴菌，尤其是浴室和廚房以及空調裡的黴菌，進行解說。

首先是就肉眼能見的所有黴菌來說，只要充分保持乾燥或用酒精消毒，基本上都能殺死。消毒用酒精所含的酒精約為70％（乙醇或異丙醇），只要稀釋2.5倍就足以殺死黴菌和細菌。不過消毒用酒精噴劑價格較貴，若想廣範圍使用，不妨稀釋成2倍，殺菌力並不會因此降低，唯獨要注意的是，使用時一定要記得通風，也要注意火源。

至於浴室裡的黴菌，只要使用次氯酸鈉就能有效殺死，最廣為人知的是泡沫狀次氯酸鈉，有如黴菌殺手般，只要噴上泡沫，再讓它充分乾燥就行了。不過通常過了一段時間，就會出現「怎麼同一個地方又長出黴菌……」的情形，主要原因不是殘存的黴菌又復活了，就是該處是黴菌容易生長的環境，才會在同一個地方再度長出來。儘管消除黴菌並不難，但察覺到時往往又長了一大片，顯示必須改善才行，換句話說，唯有破壞黴菌喜歡的環境，才是最大的抗黴對策。

幸好坊間有各種防黴劑，只要依據用途區分使用，就能有效抑制黴菌的生長，甚至近年來還推出了浴室專用的煙燻型防黴劑，很能發揮確實的作用，殺死所有的黴菌……雖然無法做到這個地步，但因為能以煙霧方式噴出固定劑及擁有高殺菌力的銀離子，所以能為浴室和抽風機以及排氣孔，帶來長期間的

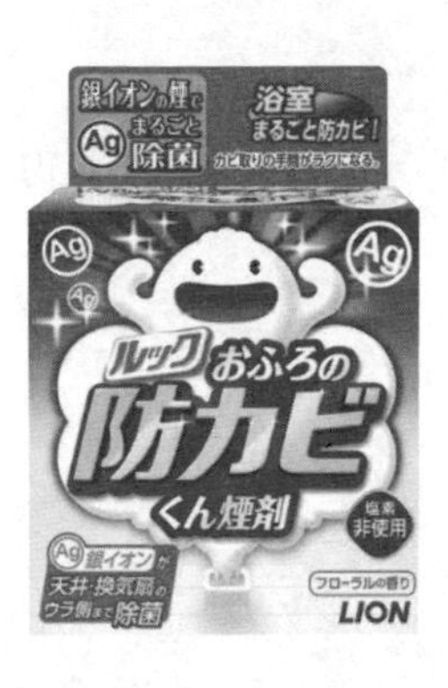

最近推出的煙燻型防黴劑，價格約為500日圓，通常效果能維持1～2個月，但被水沖到時容易掉落，千萬不能大意。

防黴效果。

想徹底消滅浴室裡的黴菌，就先噴泡沫狀次氯酸鈉，然後設法保持乾燥（若用熱風槍將磁磚加熱殺菌，更能提高殺菌效果），同時用酒精擦拭抽風機等物，直到各個角落，最後再用煙燻劑補上致命一擊，就能在聯手攻擊下，徹底滅絕浴室裡的黴菌。

6 衣服和廚房裡的黴菌就用專業商品來殺死

其實還有更有效的防黴劑，只是多數沒有被擺在藥妝店裡販賣，而是被擺在居家修繕中心的農藥、塗料、空調等區的角落裡販賣，導致許多人都不知道這種商品的存在，而且通常外包裝也只標註「防黴劑」或「防黴噴劑」，是很不親切的專業商品。實際上這類商品是空調等業者擅用的小技巧，基本上不是針對一般人販賣，但只要明白用法，其實很好用。

尤其好用的是農藥區裡的防黴劑（或稱為殺菌劑），主要是用來避免植物感染真菌性病害，所以有各種藥劑。由於是農

第22講

藥，使用的成分有考量到可能會附著在食品上，因此只要遵守說明書好好使用，就能發揮極高的防黴殺菌性，而且毒性也較低，可說是好處一籮筐。

其中又以「大克寧（四氯異苯晴）」和「一級棒」這兩項商品為最，因為是液體狀，很容易使用，非常推薦。一級棒能融解在溶劑裡，具有很高的樹脂滲透性，只要用毛筆沾起來塗在容易長黴菌的地方，就能滲透進去強力殺菌。由於這是非正規的使用法，有可能招致矽膠分解等意外狀況，所以務必先在不起眼的地方實驗看看，再自行負起責任來除黴。

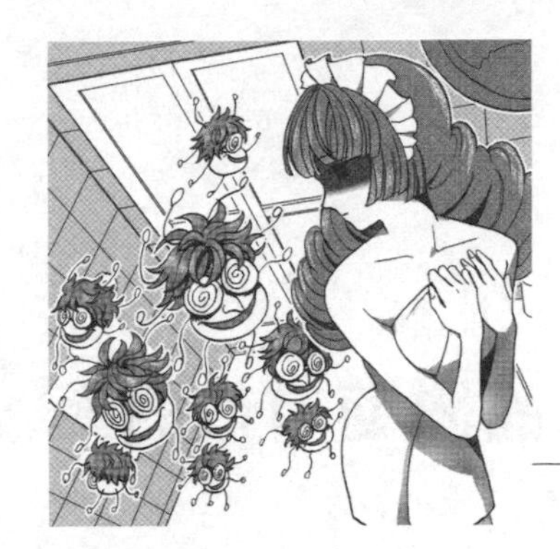

第23講 對食品黴菌有效的藥

接下來討論如何擊敗食品黴菌，淺顯易懂來說，就是「防腐劑乃對抗黴菌與細菌之藥也！」。

介紹世界上使用的有效防腐劑

在此簡單說明一下，實際被使用的防腐劑裡，最近有什麼知名的商品。

・山梨酸鉀

來自植物「合花楸」裡所含的聚合體、花楸酸，因為合花楸對細菌感染具有強大的抵抗力，因此在研究之下提煉出了山梨酸。

不過若在酸的狀態下，會改變食品的味道，因此加入鉀來中和使用。由於細菌會誤將山梨酸當成乳酸等有機酸吸收，導致無法代謝，進而無法繁殖，所以山梨酸才會被用來當成防腐劑。另一方面，山梨酸並不會對人類的器官造成有害作用，因此基本上不妨認為這是無毒的。當然一部分腸內細菌有可能因為吃了山梨酸而不適，但就腸內細菌的總數來考量，應該可以

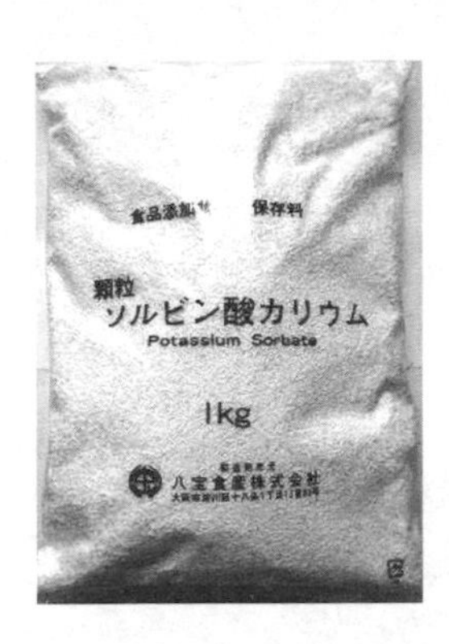

山梨酸鉀。細菌會誤以為它是養分而吸收，導致無法代謝而停止繁殖。這是白色顆粒狀的物質，對人類無毒。

忽略。附帶說明，一般認為山梨酸的LD50（半數致死劑量）為7.4∫12.5g／kg，而食鹽為4g／kg，顯示比食鹽還安全。

・魚精蛋白

這是近年來使用量遞增的成分，屬於鹽基性蛋白質，且顧名思義地，是魚的精子裡所含的成分。為什麼防腐劑會用的魚的精子？主要理由是魚類採取體外受精，由公魚將精子噴在卵子上而受精。由於此時精子會碰觸到淡水或海水，很容易被雜菌汙染，造成精子無法使用，所以精液本身才會含有抗菌性的蛋白質。鮭魚等魚類身上有取之不盡的魚精，所以能從中加工製成防腐劑，而且因為是一種蛋白質，還能成為養分，對人類來說也是完全無毒，加上在進入腸子之前就會被分解掉，所以甚至連對正常菌叢都無害。

・甘胺酸

這是非常低分子的胺基酸，還有淡淡的甜味，加入醬油和白飯裡會很美味，具有靜菌作用，最近甚至被當成舒眠保健食品販賣，但是否真有舒眠作用，很啟人疑竇（笑）。由於是低

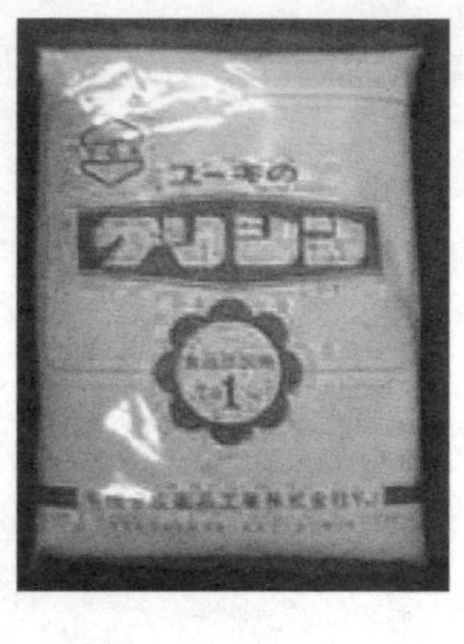

甘胺酸。低分子的胺基酸，具有靜菌作用，和醬油及白飯的適性很高，最適合用在夏天的便當裡。據說還有令人起疑的舒眠作用（笑）。

分子的胺基酸，所以沒有毒性，LD50為7.9g/kg，同樣等於無。

安心&安全！ 居家使用法

接下來就來實際用用看，以確認這些東西的安全性與有效性。首先介紹家庭應用版防腐劑的做法。

・山梨酸鉀

以顆粒狀販賣，拆封後很容易受潮，一定要連同乾燥劑放在氣密性高的容器裡保存。

使用方法很簡單，尤其適合用在肉類料理和燉煮料理上，若以一家四口為例來說，一鍋的料理分量假設為1kg，那麼最多只能加入3g。3g約為一小湯匙的量，但其實不必加這麼多，只要大致撒一下並拌勻就行了，即使晚上忘記放進冰箱裡冰，基本上料理也不會腐壞（若是夏天，當然最好還是放進冰箱保存）。

・甘胺酸

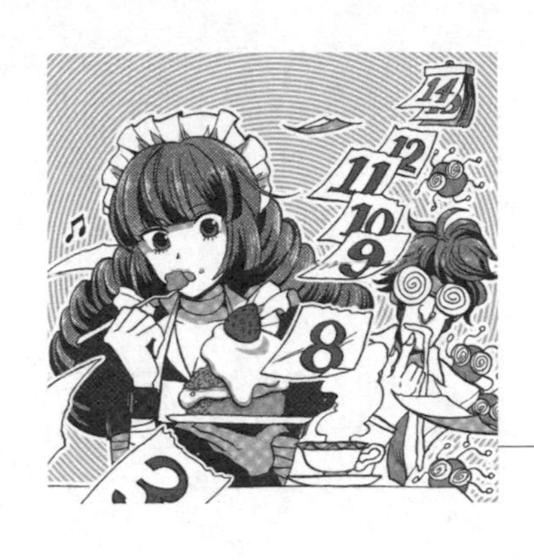

由於甘胺酸是胺基酸的一種，所以適量加入都沒問題，尤其和白飯最搭，若是二杯米就加入一小匙（5～8g）。由於具有靜菌作用，即使夏天在電鍋裡放上一整天也不會有異味，但最保險的方法還是放進冰箱裡。若冷藏保存，有效期間會比平常的保存方式長上一倍。

第24講 催淚瓦斯

提到催淚瓦斯，首先讓人想到的不外乎是防範犯罪用的催淚瓦斯，而且不像警棍和電擊槍，幾乎不需訓練就能使用，更能瞬間壓制對方的行動，可說是不具殺傷力的最佳武器，但其實這樣的催淚瓦斯內容物，同樣會因製造商不同而有微妙的差異，其中甚至有不少連對人類都沒效的商品……為避免選錯商品，本單元將極力提供選擇催淚瓦斯時的有用資訊……雖然不清楚資訊是否滿載，但保證毫無任何後遺症，只會讓對方感到疼痛，在此就來介紹這些化學物質。

依用途區分使用　催淚瓦斯的種類及歷史

目前蔚為主流的催淚瓦斯成分，多標示為ＯＣ、ＣＮ、ＣＳ三種，若是軍用催淚瓦斯，則會追加ＣＲ與ＰＡＶＡ（※１）。不過只提這種像暗號般的名稱也沒有意義，所以接下來詳細解說各催淚瓦斯的成分。

首先是ＯＣ，這是指辣椒、辣椒素，由於使用植物製成，屬於天然物質，所以對身體很溫和（笑），先不管是否如此，

※１…PAVA擁有若干毒性，與同樣具有毒性的氯化苦，做為催淚瓦斯使用，在國際間正醞釀一股應該要有限制的聲浪。

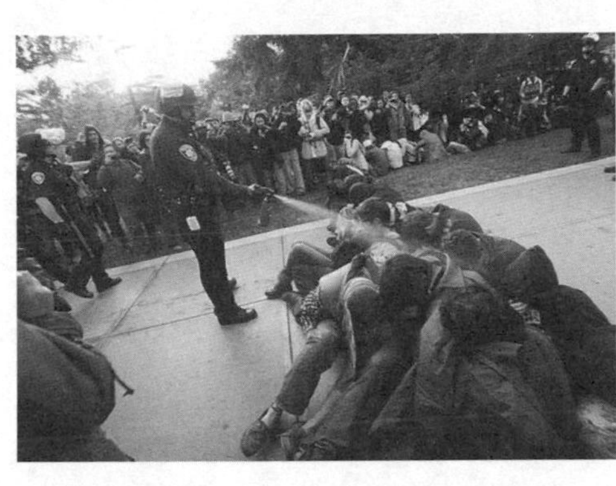

對著只是坐在地上抗議示威的無力學生們，毫不手軟地噴灑催淚瓦斯的警察。這種催淚瓦斯就是加有辣椒的OC。

至少對動物及人類都能發揮刺激效果，而且價格便宜，是最廣被應用的商品，但對平常愛吃辣的人來說，似乎效果有限，對藥物中毒等痛覺已經遲鈍的人來說，有時同樣不太有效。

於是人們研發出CN瓦斯來，這是在第一次世界大戰時所研發的武器（實用化是在第二次世界大戰時），直至今日仍是高性能的催淚瓦斯，主要是將香料的廉價原料、苯乙酮，氯化成2'-氯苯基乙酮而來，刺激性與辣椒完全不能相比，光是液體沾到皮膚，就會出現有如燒燙傷般的疼痛感，我也曾親自做過好幾次，但只是掉一滴在地板上，就讓我眼睛劇痛到睜不開，完全不能小看。

儘管CN瓦斯擁有如此強大的威力，但只要遇到高溫高壓就會被分解，有效時間也很短，都是很大的缺點。為彌補這些缺點，因此出現了刺激性與持久性都更強的CS，成分是鄰-氯代苯亞甲基丙二腈，名稱長到讓人快咬到舌頭了。這種催淚瓦斯早在一九六〇年就被研發出來，但近年來被視為一大問題，懷疑刺激性太強，是否會給肺和黏膜帶來後遺症？不過畢

第24講

竟不至於致死，因此現在仍在軍中以催淚瓦斯身分，活躍在第一線裡，電影《魔鬼終結者2》裡的催淚瓦斯彈，就是這個東西。

不過CN和CS對動物的效果都很小，尤其對熊不但無效，反而會讓熊更激動，所以走山路時用來防熊的催淚瓦斯，都是以OC為主，再加入胡椒成分的胡椒鹼。

效果依運用方法而不同　催淚瓦斯共有三種

不論CN還是CS，由於合成而來的成分本身並非液狀（大多為結晶體），因此做成粉狀、噴霧狀、煙霧狀三種，可依狀況區分使用。

粉狀催淚瓦斯是將雲母粉和CN（CS）的結晶粉末以7：3的體積比混合一起，再利用高壓瓦斯噴出，讓附著在雲母上的催淚成分，以近距離廣域方式擴散，進而全面噴灑在目標身上，此時只要揉眼睛，症狀就會惡化。不過這種催淚瓦斯也有弱點，就是會被防毒面具過濾掉……。

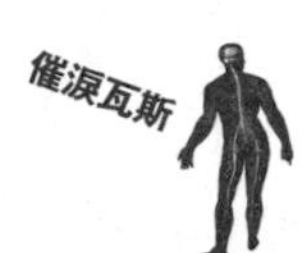

其次是噴霧狀催淚瓦斯，最常被當成防狼工具用，是將融化成5～10％的1,2-二氯乙烷和己烷等溶劑，像殺蟲劑般的噴出，以中距離的壓制效果最大，而且除非是專用的防毒面具，否則一定會中招。

最後是能超廣域攻擊的煙霧狀催淚瓦斯，主要是讓四氯化鈦等物質，與空氣裡的水分產生反應，混合成膠體，再利用氟氯烷等高壓瓦斯噴射。當這種不易和空氣混合，且具有強烈刺激性的瓦斯團襲擊而來時，有時甚至會讓人瞬間無處可逃。

實際狀況……不明　催淚瓦斯的運作機制

催淚瓦斯為什麼會有效？唯一能說的是因為具有刺激性，除此之外沒有其他生理學上的答案，說起來其實很奇怪，但至少知道中招時會很痛，而且沒有什麼後遺症，所以就盡量給他用吧！

就專業觀點來說，或許是因為黏膜上的黏液腺數量，和催淚瓦斯的效果正好成正比吧？這也是一般的看法。實際上黏膜組織裡的黏液腺數量多寡，依序是人類>貓>狗>老鼠，察覺危險時想逃命的最低濃度感受度順序，大致也是如此。

就催淚瓦斯讓皮膚感受到的疼痛程度來說，人類之所以壓倒性地大過動物，是因為催淚瓦斯的成分進到整體皮膚都有的汗腺裡時，會帶給神經疼痛訊號的緣故，而只要黏膜受到的刺激超過極限，就會為了排除異物過度進行分泌活動，因此促成免疫活化，導致出現近似發炎的狀態。一般認為這種情形就和感冒時出現的咳嗽一樣，都是因為存在某種觸發器或受體，才會引發生理上的現象。

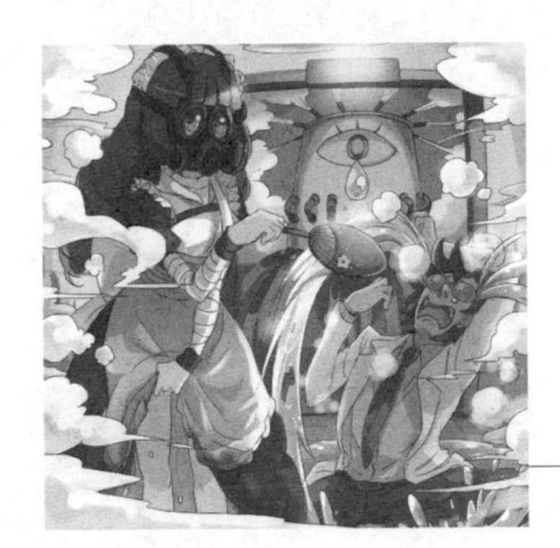

第25講 讓肚子疼痛的藥

接下來談談會讓肚子痛的藥，簡單來說就是瀉藥。電影裡常有看到討厭的敵人時，故意在飲食裡加入瀉藥，讓對方突然肚子痛，然後跑進廁所久久出不來的一幕。究竟讓肚子痛的藥是什麼東西？

為什麼會那麼痛？ 腹痛的基本機制

其實不只是瀉藥，只要吃下腐壞或刺激性太強的東西，都有可能造成肚子痛，只是在我們能感受到的疼痛種類裡，肚子痛稍微不同。

手腳受傷時感受到的疼痛，以及體內因發炎或神經壓迫造成的疼痛等，都屬於「體感性疼痛」，而肚子痛卻是來自內臟受損，偏偏內臟並沒有神經，無法明確察覺吃進肚子裡的東西在哪裡，或得知胃裡的食物味道，簡單地說，只要食物經過喉嚨後，體內就「感受不到」食物的熱度。

不過人類的身體也沒有笨到因為感受不到疼痛就放任不管，只要出現異常收縮的情形，內臟就會感應到這是一種「疼

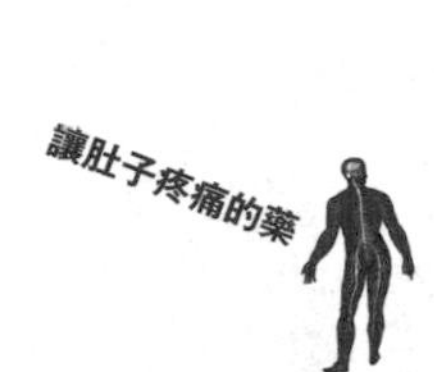

痛」，所以肚子痛的真面目就是「內臟疼痛」，此時不會只有某一點感到疼痛，而是更廣範圍地覺得疼痛，這也是最大的特徵。

腹部問題因人而異　應找出最適合自己的瀉藥

不論排太多還是排不出，儘管讓人深感痛苦的大號問題各有不同，但都占據不小的比例，所以藥局裡才會販賣那麼多種不同的瀉藥。有時只需補充食物纖維就能順暢排便，有時必須刺激神經才能順利排便，解決法各有不同，務必確實學會箇中機制，否則為了洩恨才把食物纖維加進主管咖啡裡的，最後卻只幫助主管順暢排便，那不就虧大了。

瀉藥有「滲透性瀉藥」、「自律神經系統類瀉藥」、「刺激性瀉藥」三種。滲透性瀉藥就和鹽滷一樣屬於鹽類，以鎂鹽為主。從性質上來說，鈉離子能從腸壁吸收，但鎂離子卻無法從腸壁吸收，因此腸子會增加分泌腸液來提高滲透壓，同時增加腸內的水分，藉以將大便排出。

第25講

接著是名稱相當特別的自律神經系統類瀉藥，這是用來慰勞與腸活動有關的自律神經系統用藥，使用維生素之一的「泛硫乙胺」，雖然藥效比較溫和，但對改善便秘仍有一定的效果，一般認為治療便秘時，最應先嘗試的方法就是同時使用這種瀉藥及滲透性瀉藥。不過因為會對神經發揮作用，有高脂血症或弛緩性便秘，或正在用抗生素治療便秘的人，最好不要使用。

至於最後的刺激性瀉藥，就是電影和動畫裡常出現的那個。刺激性瀉藥並不是在刺激腸子，而是透過腸的吸收來刺激神經。市售的瀉藥分為酚酞類和蒽醌類，其中的酚酞類，藥局就有販賣功效強大的瀉藥，只是日本販賣的大都帶有奇怪的顏色和味道，如果加入飲料裡，保證馬上穿幫，想大量加入，需要用點智慧。

一大匙就能扳倒大人　拷問級瀉藥就在附近藥局裡

不過藥效遠超過前述的刺激性瀉藥，而且可到藥局購買，

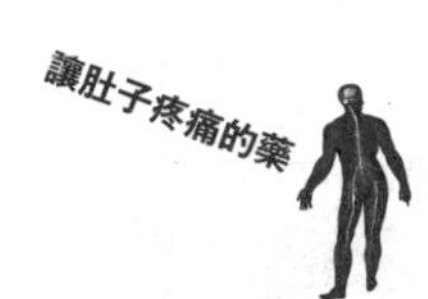

那就是「蓖麻油」。蓖麻油顧名思義是從蓖麻榨取而來的植物油，具有讓人嚴重腹瀉的作用，所以有記錄指出納粹黨用它來拷問人。蓖麻油會在十二指腸裡，被胰液所含的消化酵素分解為「蓖麻油酸」和「甘油」。相對於市售的刺激性瀉藥是在刺激大腸，蓖麻油酸主要在強烈刺激小腸，讓小腸產生不必要的蠕動，加上甘油又是一種能吸收水的物質，因此會不斷吸收水分進來，進而增加大便量。

以成人男性為例來說，只要一大匙就有效，若是小孩，只需一小匙就能引起強大的腹瀉作用。

注入一點到巧克力裡　送給惹人嫌的主管

不知道算不算是順其自然，反正接下來就來挑戰看看製作加有瀉藥的甜點吧。不過這種東西真的具有強大的作用，絕不是開玩笑的，千萬別真的拿給人吃！做法很簡單，只要將巧克力放進耐熱容器裡，然後用微波爐加熱就行。此時若將少許蛋白粉加入融化後的巧克力裡，就能提高熔點，做成不易融化的

第25講

非義理巧克力

注入滿滿的愛到腹瀉巧克力裡

腹瀉（義理）巧克力的材料

- ●巧克力……塊狀或任何型態的巧克力都OK
- ●蓖麻油……藥局賣的蓖麻油多帶有薄荷香味，最好去日用品專區購買沒有加一堆東西的蓖麻油。
- ●蛋白粉……沒有也行

含有三大匙分瀉劑的巧克力甜甜圈完成了！

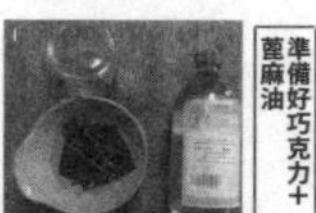
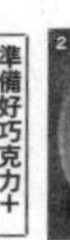

準備好巧克力＋蓖麻油

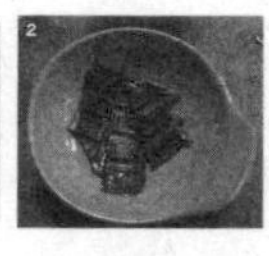
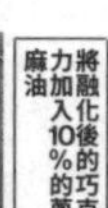

將融化後的巧克力加入10％的蓖麻油

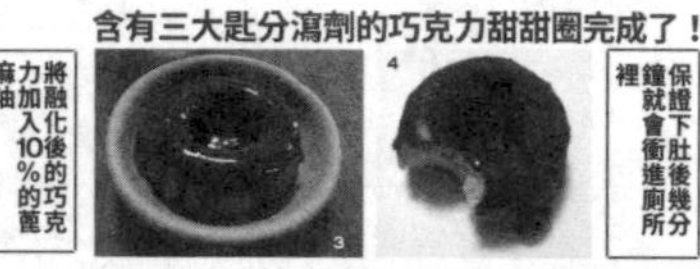
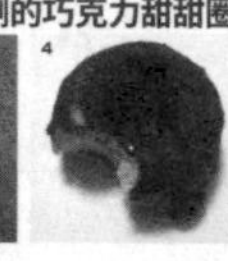

保證下肚後幾分鐘就會衝進廁所裡

巧克力喔。等巧克力融化後，再加入10％左右的蓖麻油。蓖麻油本身沒有任何味道，也很容易融入巧克力裡，但若加入超過10％的量，就會不易固化，這一點要多注意。這次介紹的是將製作好的巧克力淋在普通的甜甜圈上，就能完成巧克力甜甜圈了！

接下來為確認加入油脂後，味道是否會變差，所以儘管很可怕，還是得試吃看看。我嚼我嚼……好好吃喔！只加10％左右，一點也不會影響口味！順帶一提，使用的蓖麻油量約為三大匙，若全吃下肚會很可怕，絕對能確實傳達手工做的愛意與惡意……肚子怎麼好像怪怪的……啊啊啊啊啊啊、這、個、太、可、怕、了。

利用蓖麻油來讓人腹瀉，聽起來是個玩笑話，但實際上有記錄顯示，納粹德國和墨索里尼率領的義大利軍，都曾用它來拷問敵人，可見很淒慘。

附帶說明，蓖麻油若塗在肌膚上，會是非常優秀的保濕油，因為能抑止皮脂分泌過剩，也能抑止容易造成惡臭的伺機

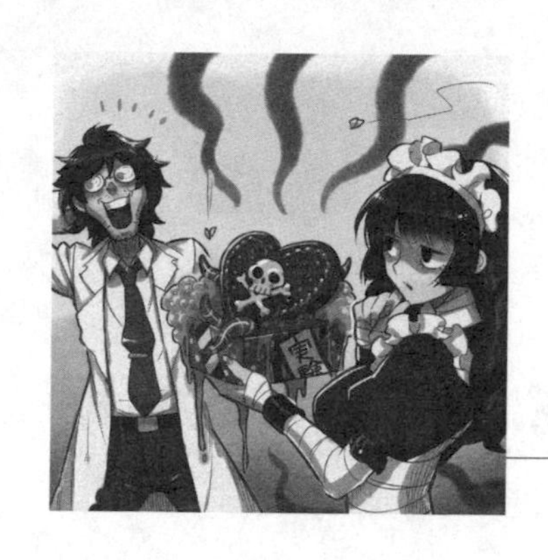

菌，功效相當多。不僅如此，蓖麻油還能有效融解皮脂的髒汙，因此做為卸妝油使用，能達到保濕及美容效果，難怪這麼受人們重視。若想購買，只要上網輸入蓖麻油，就能搜尋到無數筆相關資料。

當然也會有合不合個人體質的問題，不過仍值得一試。

第26講 對「胃」有效的藥

藥局販賣的胃腸藥種類

其實醫藥界並沒有將胃腸藥獨立為一類，因為是要中和胃酸來減輕胃的負擔，還是要保護胃黏膜，又或是要減少胃酸的分泌，會依目的分為健胃藥、整腸藥、營養劑等，醫院也會針對病患主訴的症狀來開處治療藥，但不知何故，藥局卻將各有不同作用的這些藥劑，全部歸類為「肚子治療藥」，也沒有詳盡的說明，就賣得很開心。當然若要仔細閱讀裡面的說明書，上面一定都有記載，問題是在購買之前若無法得知這些訊息，就毫無意義。

陳列在藥局裡的「肚子治療藥」，大致具有下列幾種功能，在此一一來分析看看。

●以中藥為主具有促進消化功能的藥

龐喜龍、Kyabejin、太田胃散、Abaron等。

將茴香、丁香、甘草等，一聽就很有中藥名稱感覺的植物，加入碳酸氫鈉、氫氧化鋁、碳酸鎂等，用來中和胃酸的成

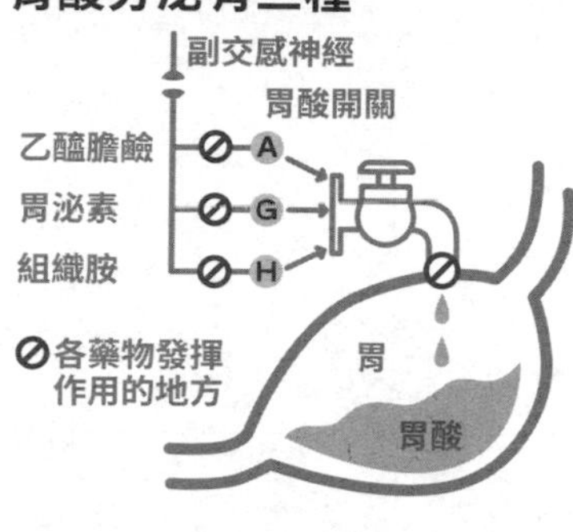

胃酸有三種分泌液的開關，各有不同的抑制劑，只要服用這些抑制劑，就能有效調整胃酸。

分，主要目的是要中和分泌過多的胃酸，因此飯後服用會比較有效，但如果服用過多，會過度抑制胃酸的功能，反而造成消化不良而引起腹痛，所以若長期依賴，會逐漸失去控制胃酸的功能，只要飯後沒有服用，就會覺得很不舒服，出現半中毒的藥癮性，是過度依賴絕對沒有好處的代表性藥物。

●保護胃黏膜的藥（促進分泌黏液藥、強化黏膜抗力藥）

Selbelle、胃潰寧等。

自古就被當成處方藥，用來保護胃黏膜，尤其是替普瑞酮（處方藥施為舒／藥局藥Selbelle），被用來改善胃在空腹時的不適感。

藥局藥裡有含硫糖鋁成分的藥，雖然也很有效，但缺點是容易與食物裡的鈣產生反應，轉變為引發頭痛和噁心等症狀的成分，所以不易使用（儘管胃不舒服時服用市售胃藥通常很有效）。服用止頭痛藥時會胃痛的人，或服用洛索洛芬（樂松片）等對胃負擔較大的藥時，可以一起並用這類保護胃黏膜的藥，算是很方便的存在。由於目的純為保護胃壁，和飲食比較

第26講

沒有直接的關係，因此有不少人認為是「沒效的藥」，但其實這是錯誤的認知，因為飯後會出現不舒服的情形，本來就是異常狀態，與其硬撐過去，不如利用這類藥物來治療，反而更重要。處方藥多以瑞巴派特（膜固思達）為主流。

●抑制胃酸分泌的藥

蓋舒泰10、Acinon、Abaron Z等。

胃酸是pH 1.5～2的強酸，而且還含有鹽酸，換句話說，和廁所用的洗潔劑沒有太大差異的酸，就存在我們體內，因此胃裡有更強的黏膜分泌組織，目的在預防即使有強酸進入，也不會傷到胃。但當這種酸的防護罩因故停止運作時，胃就會因為自己的酸而分解，進而破壞組織，尤其是空腹時，只要胃裡囤積太多胃酸，更會讓情況惡化，因此才需要抑制胃酸分泌的藥，設法阻止情況惡化，給胃一個喘息空間以利再生。

也因為這種藥能有效抑制胃酸的分泌，所以若飯前服用，會造成食物無法在胃裡消化，而被直接送進腸裡消化，造成某些人出現另類的腹痛情形，千萬要注意不能服用過度。

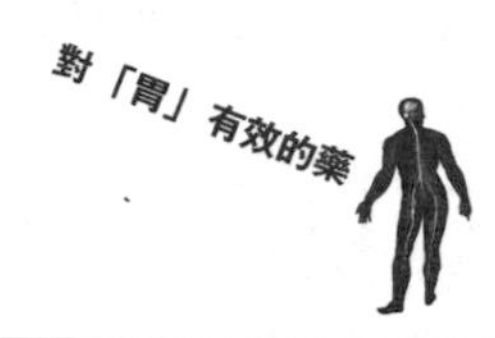

對「胃」有效的藥

胃酸的分泌基本上是由三種開關在控制，從上運動神經元開始有乙醯膽鹼作用、胃泌素作用、組織胺作用，加上酸液來源的氫離子幫浦等，各自都存在有抑制劑，而除氫離子幫浦抑制劑外，幾乎都能在藥局買到。組織胺會在皮膚底下傳送發癢訊號，但因為胃裡存在H2（第二型組織胺）受體，只要能阻斷這裡，就能預防胃酸開關失控。當然此時必須同時關閉別的路徑，才有辦法徹底阻止胃酸分泌過多，只是市售的藥無法達到這個功效。

另外也有許多和胃黏膜保護劑適性很好的藥，若是輕度胃炎，即使是市售的藥，只要並用替普瑞酮和H2阻斷劑（或抗胃泌素藥），就能有效治療（若服用一星期還是無效，就該去醫院求診）。有壓力性胃炎的人，或早上起床會從後胃發出異味的人，很有可能是逆流性食道炎或輕度胃炎，只要服用市售的藥應該就能治好。

第26講

依症狀別利用市售的藥來治療

市售的胃腸藥有許多都是很優秀的治療藥，再來複習一遍正確的使用法。

首先是吃太多造成飯後胃不舒服時，表示因為過食讓胃酸分泌過多而失控，此時只要服用有中藥味的制酸劑就行了，但純為偶爾利用很ＯＫ，若到了不每天服用胃就不舒服的狀態……表示已經生病了，一定要去醫院。

其次是空腹時的不舒服感，或早上起床後發出異味等胃炎情形，最重要的是設法讓胃黏膜再生。當然也要避免暴飲暴食，尤其是酒精類飲品，會溶掉黏膜的黏液，絕對要禁止。若無論如何都想喝，應以酒精濃度較低的啤酒等為主，而且只能少量攝取，盡量做到節制，同時多攝取容易消化的食物，辛辣食物當然不在討論範圍。只要如此努力，再搭配保護胃黏膜及控制胃酸分泌的治療藥，只要一星期就能大幅改善，因為胃黏膜原本就是再生能力很強的組織。若經過這些努力仍然沒有

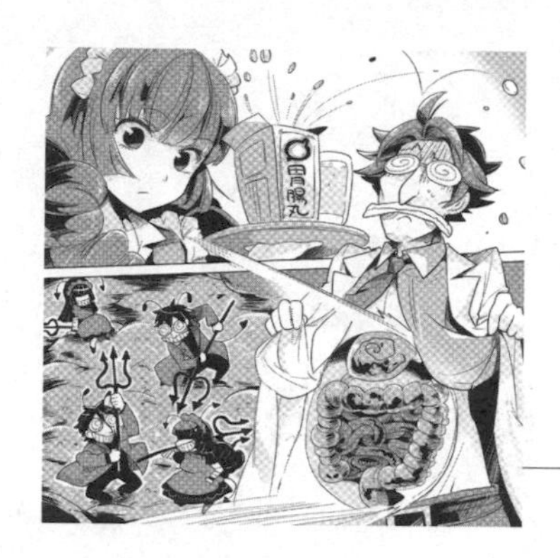

起色，表示胃裡某些地方已經徹底受損，一定要趕緊去醫院求診。

第27講 讓昆蟲害怕的藥

本單元的主題是「忌避劑」。基本上對付昆蟲有驅除昆蟲用的「殺蟲劑」，以及預防昆蟲侵蝕的「防蟲劑」。在此就來看看讓害蟲厭惡的藥劑，以及讓害蟲不敢靠近的藥劑，到底有哪些商品。

忌避與殺蟲的原理一樣 不同的是蒸氣壓

忌避劑含有昆蟲厭惡的成分，只要吸入太多這種成分，基本上昆蟲就會死，因此忌避劑和殺蟲劑等於是一體兩面，若真要區分的話，就是蒸氣壓較低、穩定性較高的是忌避劑，蒸氣壓較高、在大氣中容易變得不穩定的是殺蟲劑。

蒸氣壓是一般人較不熟悉的單位，簡單來說，就是將物質的蒸發容易度，化為數據的衡量基準，一般來說，以屋內的25℃室溫為標準值。假設晴天時的大氣蒸氣壓為1,013hpa（百帕），引發病屋症候群的甲醛蒸氣壓在25℃時為5,185hpa，表示只要到達25℃，甲醛濃度就會高過大氣壓力五倍，所以在塗有含甲醛的油漆的房子裡，只要室溫達到15℃左右，空氣裡就

同為殺蟲劑卻如此不同的蒸氣壓

●丙氟菊酯……10.3mPa（25℃）
●達特南……17x10-7pa（30℃）
●賽扶寧……約 5x10-7pa（20℃）

大氣壓力與蒸氣壓的衡量基準

1氣壓=760mmHg≒1013hpa=101300Pa
1mmHg=1.33pa=0.0133hpa
100pa=1hpa
1mpa≒10氣壓

會充滿甲醛。簡單地說，蒸氣壓就是大氣施加物體的壓力，與物體想釋放到空氣裡的壓力差。

從上表可以得知，許多殺蟲劑使用的「丙氟菊酯」，已經是mpa（兆帕）級，會散發超過大氣壓力10倍以上的威力。換句話說，就是無所不在。相較之下，用來殺小蒼蠅的毒餌所含的「達特南」，只有負7乘方，非常的低，即使在大太陽底下也不會蒸發，因此放在溫室或甲蟲箱旁，也只會毒死小蒼蠅，不會害到其他昆蟲，很適合昆蟲用的溫室等處（當然不敢保證100%無害）。

❻賽扶寧風潮來襲！忌避劑有什麼成分

忌避劑原本以敵避（DEET）為主流，是塗在皮膚上也不會有問題的驅蟲劑，直到後來出現讓蚊蟲連紗窗都不敢靠近的固態忌避劑「賽扶寧」，引起一陣旋風，現在已經是藥妝店裡必有的商品。這是以讓昆蟲不敢進來為目的，而不是以殺死昆蟲為主的全新想法！尤其是近年來非常暢銷的「蟲不來系列」

所使用的賽扶寧，效果特別好，在常溫環境裡也幾乎不會被水分解，即使在將近pH8的環境裡，也能維持二～三個月不會分解，性質非常強，只要塗在紗窗上，昆蟲連靠近都不敢，因為多數昆蟲的觸角或前腳上都有類似味覺感應器的東西，只要塗上賽扶寧，昆蟲就無法往前進。

另外還有金鳥的「滅蟑噴劑」，使用除蟲菊精類裡難得一見的較低蒸氣壓「依普寧」，是蟑螂最怕的成分，因此用在廚房四周最有效。

不過最近有愈來愈多的人開始思考，「對昆蟲具有某些毒性＝對飼養的寵物和小孩也會有不良影響吧……？」於是坊間出現了使用昆蟲討厭的天然素材成分做成的芳香劑。其實殺蟲劑這種東西除非是拿來喝，否則對哺乳類來說幾乎完全無害，但對熱帶魚和蝦子、甲蟲等，倒是效果十足，所以有可能造成不像害蟲般擁有抗藥性的生物不斷死去的情形，尤其是甲蟲和鈴蟲（蟋蟀的一種），若有飼養的人，在這些昆蟲旁使用NOMAT系列的殺蟲劑，不只會殺死蚊子，也會殺死甲蟲。

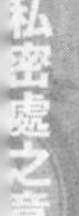

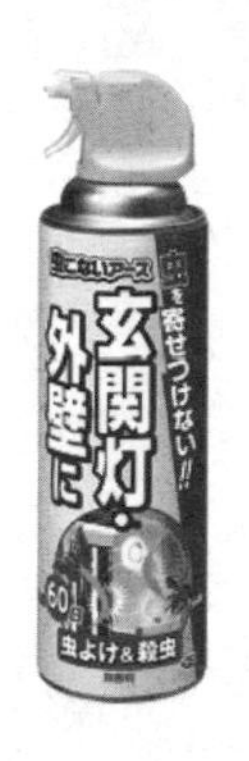

賽扶寧類的忌避噴劑，CP值較差，但能對昆蟲設下強大的結界，不輸給業務專用的殺蟲劑。

為解決這個問題，才會出現具有等同將除蟲菊等物放在家中發揮效果的芳香劑，成分為少量草木香氣成分的「青葉醛」，以及香味近似玫瑰的醛類物「香葉醇」，兩者幾乎都對包含昆蟲在內的所有生物無害，但許多害蟲都不喜歡這些味道，因此雖然不具有壓倒性的忌避性，放在衣櫥和玄關等空氣較少流通的地方，仍有一定的效果。

不太為人知的忌避劑正確用法

可惜現況是明明有不錯的藥劑問世，卻鮮少有人知道正確的用法，雖然忌避劑裡的說明書都載明「請塗在窗戶四周與紗窗上」，但真正重要的是窗框部分，尤其是窗戶之外的昆蟲進出路徑。在此就來說明正確的用法。

首先要充分在窗框上塗忌避劑，之後注意通風口、抽風機、下水道、玄關等處，尤其是電梯華廈和公寓，因為直接連接到外面，很容易會有害蟲孳生源的別家屋子裡，不斷有害蟲進到自己家裡來的情形，所以都要塗上忌避劑，以防止害蟲入

第27講

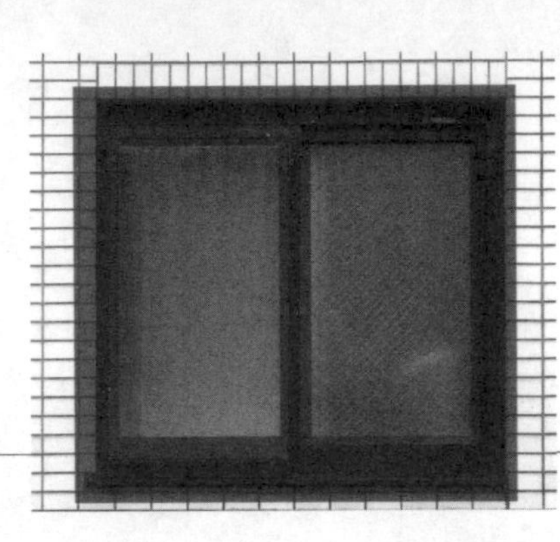
不只有紗窗，連窗框在內，要塗在整面窗上。

侵。另外抽風機的排氣處，因為容易囤積油漬，是吸引蟑螂的很大誘因，加上抽風機的風扇間有許多縫隙，更是蟑螂與果蠅最愛的入侵途徑，所以要分別在抽風機運轉與停止時塗上忌避劑，讓忌避劑徹底滲入抽風機裡，就能完美封住害蟲的入口。

至於最容易被忽略的地方是玄關，尤其是另設有一道門的玄關，會因為玄關門上下的幾㎜縫隙，成為各種害蟲自由進出的地方，只要利用電蚊香片＋賽扶寧或依普寧來固守玄關，就能防止害蟲入侵。

儘管市面上有各種忌避劑，卻是正確用法少為人知的藥物之一，不妨巧妙利用藥妝店賣的這些防蟲劑，好好驅除害蟲吧。

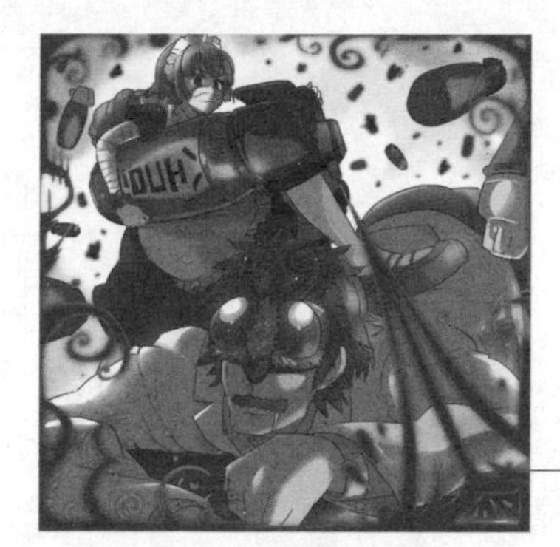

專欄

添加物的安全性

在第23講「對食品黴菌有效的藥」裡，提到「防腐劑乃對抗黴菌與細菌之藥也！」但有不少樂活主義婦女（笑）們，只要聽到防腐劑，就會立刻出現過敏反應般地大喊「添加物！添加物！」「消費者之敵！」本單元將來揭發她們的思考路徑，到底有多麼淺短。「為什麼食品裡要加入防腐劑？」若無法確實理解這一點，想否定防腐劑都有困難，偏偏被問到這個問題的人，基本上都答不出來，最後導出的結論不外乎「因為加了自己不是很懂的東西，總覺得很可怕」。

添加物的毒性

只要稍微查一下添加物，馬上能看到寫有「致癌性」、「引發腫瘤」等資訊，而且多數這類資訊都不是捏造的，都是真的。

問題是這裡面存在一個很大的誤解。

在值得信任的研究機構裡，進行值得信任的實驗結果後，證實相關的毒性是「使用超過這個分量就會產生毒性」，基本

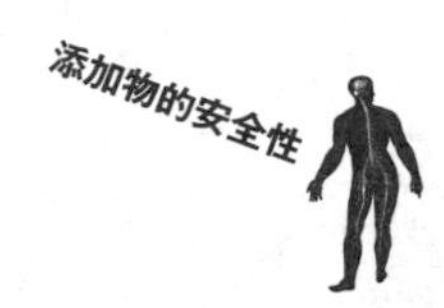

上都是這類實驗結果。

要將各種化學物質加入食品裡，到底是不是安全，而若想安全使用這些化學物質，就必須研究所有化學物質的毒性如何，所以將令人不敢置信的量，透過動物實驗來調查，「直到出現毒性」為止。

最後得出的結論是不論哪種化學物質，只要大量攝取都會有害。

例如鹽，只要人們一口氣吃下100g的食鹽，就有可能致死，就動物的實驗結果來說，有些甚至攝取不到這個量就死了。

但應該沒有人因此認為「鹽是會致死的可怕毒物」吧？因為凡事都有限度，這才是真正的答案。

6 添加物原本就是不必要的化學物質？

不、不，雖然話這麼說，但食品添加物本來就不是食品所需的東西，怎能拿來和砂糖及鹽做比較，太可怕了。這種想法

專欄

其實很正常，只是失去了冷靜。

不可否認，只要看到食品標示欄裡出現什麼多聚磷酸、山梨酸、增黏劑、pH調整劑等字眼，難免會覺得不舒服。

但若能瞭解各添加物的實質內容，就能明白那不過是一連串不熟悉的文字而已，其實各有優點，而且都有確實做過研究，才會被拿來使用。

有不少添加物都是天然物裡所含有的成分，就連一向被鄙視為劇毒的「亞硝酸鈉」，也是岩鹽中含量豐富的成分，更是因為先人的智慧，明白用岩鹽來製作香腸，不僅顏色比較漂亮，也不易食物中毒才發現了亞硝酸鈉，而後人更是努力研究過可應用的安全分量後，才開始使用的。

或許該說這世上本來就不存在100%安全的東西。

例如自家打造的農園就一定安全嗎？才不呢，只要有誰任意丟個菸屁股後跑掉，就有可能種出連出貨標準都達不到的有毒蔬菜，或是買來用的肥料，居然是中國產、含有劇毒的黑心肥料，又或是所使用的除草劑竟然引發不可解的反應，甚至有致癌性……要推論可能性永遠也推論不完。
除非有明確的證據顯示，添加物的使用量和死亡人數的激增成正比，但實際上並沒有這種事，所以毫無來由地害怕添加物，說穿了就和怕鬼一樣，都只是一種情緒論。

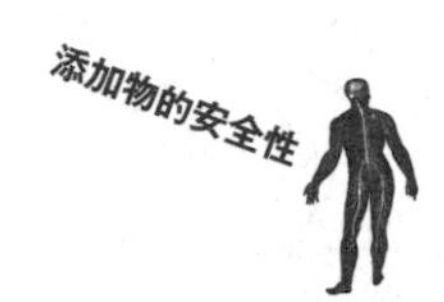

添加物的毒性是由誰決定？

食品添加物存在ＡＤＩ，也就是決定一天所能攝取的安全分量基準。
這個基準是由聯合國農糧組織（ＦＡＯ）與世界衛生組織（ＷＨＯ）共同設立的ＦＡＯ／ＷＨＯ食品添加物聯合專家委員會「ＪＥＣＦＡ」所決定，並給予保證。
在集合各超菁英的科學家們，進行過無數的實驗後，再由幾百名超超菁英進行驗證，然後從優點與缺點的平衡中，找出最適當的分量，所以其中當然有許多不被列在考慮，一下就被排除的添加物。
不過仍有些人否定這些組織所做的評價，但通常多來自文

專欄

學系的神祕歐吉桑，將這種主張寫在書上，這樣的書和大學教授加上WHO以及各國政府機構異口同聲說的「沒問題」，到底該相信哪一邊，最後完全取決於個人。

回顧過去二十年來食品添加物的發展情形，會發現不但沒有害死誰，反而有效降低食物中毒的機率，甚至還投入龐大的資金研究，大大提昇食品的口味與外觀。

而只要發現哪個添加物可能會有危險時，就立刻禁止使用。當然在禁止使用之前，早就已經針對可能的危險性研究過，並定出非常低的可攝取量，除非是極度偏食的人，否則這種風險的顯化可說微乎其微。

實際上儘管添加物的使用量與核准情形愈來愈多，人們的平均壽命仍持續增加，若全面停用添加物，是否人們的平均壽命就能延長到一百歲呢（笑）。

簡單地說，「添加物＝不好的物質」這種說法很可笑，說穿了純為攝取量的問題，只要過正常的生活，就不可能攝取超過基準值的量（即使真的攝取超過，仍遠不及毒性值的量）。

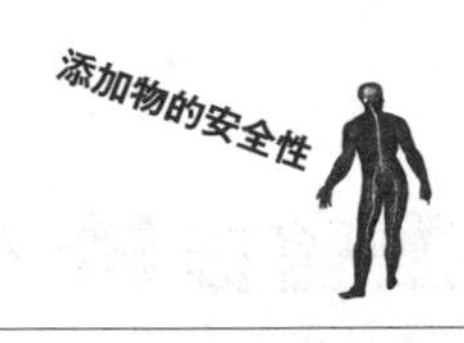
添加物的安全性

專欄

毒品為什麼會被禁？

關於毒品為什麼不好，其實不論哪本書都很少提及，如果最後只是丟出一句「因為那是違法的」，那就談不下去了，因為這種語意不明的法規字句，如果真能讓人遵守的話，就完全不需要教育這種東西了。

本單元將探討毒品違法的理由，但若要同時提及各種毒品的話，說明起來會非常繁雜，所以只針對在日本與犯罪關係最深的「中樞神經興奮劑」做說明。

毒品是幸福的結晶體

中樞神經興奮劑是一種混合型交感神經阻斷劑，能促進排出內因性兒茶酚胺來活化器官，進而提高體溫和血壓來產生活力，也會在腦內發揮MAO抑制劑的功能，並在末梢神經的α、β腎上腺素受體中樞神經系統裡，對腎上腺素受體發揮促進劑的作用，甚至會提高報償系統裡的單胺濃度，讓人產生幸福感。

或許大多數人會看不懂這一段到底在寫什麼，所以翻成白

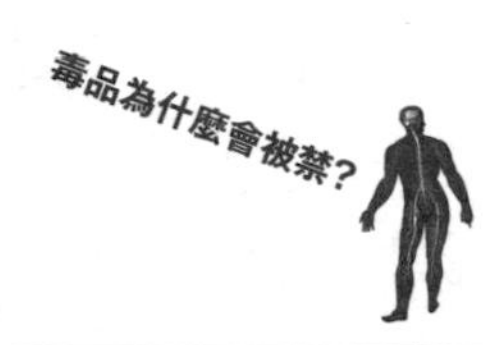

話文，就是「透過藥物的刺激讓腦感受舒服與報償」，此時即使只是抽取一張面紙，都能感受到有如此生努力得到回報般的幸福。簡單地說，只是投入中樞神經興奮劑這種藥物，就能消除疲勞，達到壓倒性的幸福感。

若只是會得到幸福感，中樞神經興奮劑就不會被列為毒品而禁止，政府之所以會動用法律來禁止，表示具有危險的一面。

首先是效果太強。

眾所周知人類是非常脆弱的生物，尤其面對能在心理層面發揮作用的事物時更是脆弱。

大家之所以會這麼認真學習、投入事業，不斷地努力，都是為了「想得到幸福」吧？只要得到想要的東西，或在事業上獲得成功，就會因為「慾望得到滿足」而提高腦內的多巴胺濃度。若說人類就是為了得到自己的腦所準備的這種「讚美刺激」，才日以繼夜不斷地努力，一點也不為過。

但只要這麼想就會覺得很空虛，不禁要問幸福到底是什麼……先不管這種哲學性思考，實際上最嚴重的問題，在於生活裡的一切其實很乏味，而且幸福的領域值本身還不斷在往上提升，若沒有中樞神經興奮劑的幫助，很難在日常生活裡更新「幸福的上限值」。

如果對身體沒有毒害的話，其實這也不算是太壞的藥物，偏偏若長期服用，幾乎可說百分百一定會引發統合失調症，即使是短期間服用，也會因為刺激了所有腎上腺素受體的關係，讓器官過度運作超越極限，最後整個運作機制開始瓦解。簡單地說，就像電腦因為超頻而燒掉一樣。

❻私自製造含有一堆不純物的非法毒品

毒品會損害健康，主要是因為作用太強，會讓人嚴重上癮，加上在談論是否能讓人生變得更幸福之前，其實內容物很髒，這一點反而是大家最容易忽略的問題。

凡是醫藥品，即使是專門製造學名藥的藥廠，都必須向厚生勞働省提出書面申請，並在接受過製造工廠衛生狀況的檢

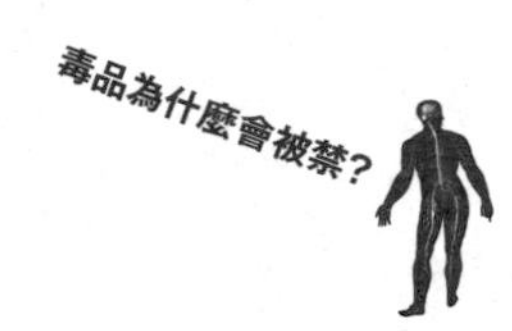

查，以及許多道繁複的手續後，才終於能販賣「可讓人們使用」的藥物。

但毒品並非企業正規製造出來後被拿來濫用，而是都在惡劣的環境下被合成製造出來，加上走私時當然也會受溫度變化及濕度的影響，根本不知道被混入多少異物和雜菌。

甚至有太多私自製造的人，在合成的階段裡，完全怠惰於「精製」工程，加上製造過程中免不了會有失敗的情形，於是心存僥倖認為反正也是違法販賣……於是在粗糙的合成方法下，殘留很重的有機金屬（汞和鋁等）和磷等物質。

實際上在美國的毒品勒戒所裡，都會先對毒犯進行檢查，並治療毒犯因不純物引起的疾病，顯見問題非常嚴重。

如此粗糙的東西，經過不衛生的人或手段被分成小包裝，到了毒販手上，又為了增量加入咖啡因、大蘇打（硫代硫酸鈉）、食鹽，更惡劣的甚至會加入玻璃碎片等物，再拿到街頭去賣，這樣的東西別說是吸食，連注射都很可怕。

專欄

人類是為報償系統而活

前面說明過中樞神經興奮劑能帶給人很強的快感和成就感，最後就針對這個較難的問題說明，好讓大家徹底理解。

在「對花粉症有效的藥」等單元裡，也曾說明過受體。神經與神經之間有一定的空隙，當小鋼珠（多巴胺等傳導物質，稱為配體）進入有如鬱金香的受體（接受器）裡時，受體會迫使細胞往裡面走，以傳達「訊號來了！」的訊息。

受體有幾種不同的種類，例如多巴胺有α和β，構造會依神經路徑而不同，若要詳細解說，本單元恐怕不夠用，更有可能因此逼走讀者，所以容我省略，只要明白這些受體的多樣性，能順利調整神經的運作就行了。

不僅如此，已知受體遭受損壞或異常增減時，也會引發腦的各種疾病。

至於被比喻為小鋼珠的配體，若出現過多，ＭＡＯ（單胺氧化酵素）也會將這些小鋼珠分解回原本的材料程度，偏偏中

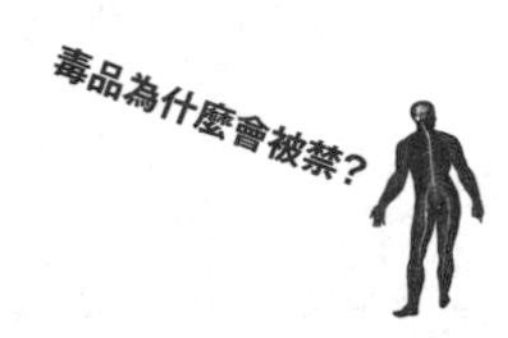

樞神經興奮劑同時擁有MAO抑制劑與分泌促進劑的兩種功能，造成小鋼珠到處充斥，導致神經傳導物質分泌過剩，甚至在負責掌控快感的中樞神經裡引發這種情形，於是一口氣成為怪獸級抑制劑。

腦是神經細胞的集合體，雖然不清楚實際的運作機制，但這些神經細胞能驅使各種化學物質來傳遞資訊。

其中有些神經路徑會利用多巴胺來傳遞，尤其是中腦邊緣系統的多巴胺路徑，一旦中樞神經興奮劑在這裡變成怪獸級抑制劑，就會改寫成就感的上限值，偏偏人類的腦不易忘記這種「最棒」的記憶，因此只要少了中樞神經興奮劑，就會頓時覺得人生無味……這就是中樞神經興奮劑的陷阱機關。

不論乘坐多刺激的雲霄飛車，只要不斷去乘坐，遲早會生膩而不再感到恐怖，因為人類的腦只要被更新過上限值，對於不到上限值的體驗感受性就會變遲鈍。

這也是人們產生活力及幹勁，甚至連結幸福感的來源，但只要被毒品以人為的錯誤方式更新過上限值……就只能一路朝

專欄

向無法回頭的地獄前進了。

私密處之章

第28講
讓人想要的藥

人類自古就在研究如何成就愛情的方法，其中不乏利用咒語和春藥等咒術般的手段，今晚就用科學手法來解開這種浪漫傳說……好好破除迷信！

我會這麼愛偷吃都是因為生物學理由啦

提到愛情藥，很可惜地不存在只是讓人聞一聞就會失去理智，毫無來由想追求對方的藥，因為不同於其他多數的動物，人類的腦比較大，存在名為理性的剎車器，會抑制電影《禁忌星球》裡的怪物羅比，所以不存在單純明快的愛情藥。這麼說是否就沒有任何夢想與希望了？當然也不是，因為近年來不斷發現各種類似那種東西的物質。

不過人們為什麼會「愛上」一個人？答案當然是想上床、想繁衍子孫，只要受歡迎就會有許多異性圍過來，尤其對男性來說，等於有更多機會可以播種，確實繁衍自己的子孫，而女性則是有權利選擇具有優秀基因（美麗、智慧、個性）的雄性，以提高下一代的生存機率。相對於男性很愛偷吃，女性會

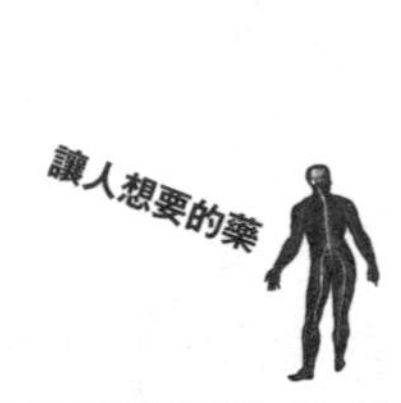

採取保身的態度，也是因為伴隨為繁衍下一代必須花十個月時間懷孕的風險，因此會本能地選擇並設法取得更優秀的基因。

反觀男性，只需負責「射在裡面」就行，既簡單又輕鬆，因此就算對象離自己的理想有點差距，照樣可以接受，因為不太需要擔負繁殖的風險。

狩獵生活時代的影響？　新月之夜散發的性費洛蒙

其實人類擁有性費洛蒙，可惜會讓男性希望落空，因為雖然存在「讓男人愛上女人的費洛蒙」，卻不存在「讓女人愛上男人的費洛蒙」，這和人類原本居住在洞穴裡，過著狩獵的原始生活，以及女性本身的生理週期有關。

生理週期為二十八天，正好和月亮的圓缺週期一樣（所以才被稱為月經），尤其最近的研究結果顯示，有助懷孕的可能排卵日，也就是所謂的危險日，早被設定在新月之夜裡。新月與滿月正好相反，是月光近乎為零的日子，所以平常借助月光外出狩獵的男性們，在新月之夜都不會外出，只會乖乖待在洞穴裡。由此可見，在雄性有較高機率待在巢穴裡的新月之夜，早被設定為繁殖的最佳時刻。當然此時四周全黑，雄性如果隨意播種，只會降低效率，因此年輕較有活力的雌性，逐漸進化為有能力散發出費洛蒙來，以傳遞可懷孕的訊號，前面提到近年來發現的物質，就是這種費洛蒙。

這些都是美國耶魯大學所做的研究，他們發現交配訊息素（copulin）能促進與性衝動有關的基因V1RL1發揮作用，因此被用來做成牛隻的催情劑與排卵誘發劑，實際上構造非常類似苯甲酸雌二醇，可靠性應該很高。

但在將這種費洛蒙塗抹在女性身上，並讓男性聞聞看的實驗裡，發現男性只覺得「這名女性還算有點魅力吧？」的程度，並沒有呈現太大的效果，理由是現代人類對性的感覺，已經不完全只靠嗅覺，而是將重點放在視覺上，所以結論非常淺顯易懂，就是不如靠化妝來吸引男性還比較快。

這就是愛情費洛蒙「交配訊息素」
（限定男性）

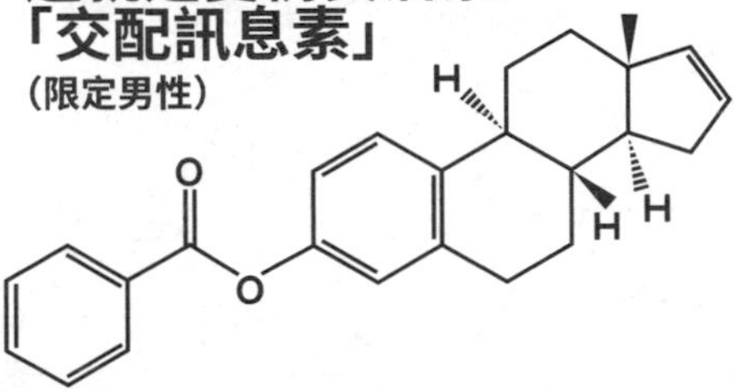

◐ 讓女孩們按捺不住　支配女人性慾的藥

不論本能情慾有多高漲，只要被名為理性的方向盤控制住，就什麼也不會發生，難道沒有能引發車禍的方向盤失誤誘發物質？

以男性來說，只要使用威而鋼（檸檬酸思登那菲）所代表的勃起促進劑，大腦就能簡單明快地做出「勃起＝興奮＝想做」的判斷。不僅如此，只要男性荷爾蒙之一的睪固酮增加，也會讓男性按捺不住，所以禁藥類選手之一的甲基睪固酮等，自古就被當成治療男性功能的處方藥。

我管他男性是不是按捺得住！我似乎能聽到這種抗議聲，所以接著就來介紹讓女性按捺不住的藥，但不保證適用所有女性，因為有些女性即使服用前面所提的藥，也只會讓生殖器的血流稍微變好而已。基本上女性會感到「按捺不住」，主要來自「想追求某特定男性基因的根源性本能」＋「想得手成為自己獵物的占有慾」的複雜情緒，一般認為是結合性慾及物慾的

第28講

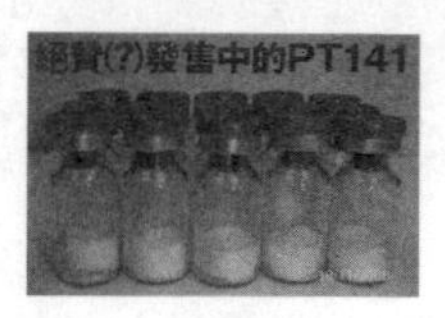

原本要成為
女版威而鋼的
The 催情物質「PT141」

結果。

能有效支配女性這種複雜奇怪的「性」的物質，就是「PT141」，以女版威而鋼之姿即將問世……卻在上市前受挫，因為二〇〇九年底，在進行FDA最後安全測試時，發現有可能引發過敏，因此被駁回，但因為藥廠們認為「這個物質足以引發革命！」而早已大肆製造，因此目前網站上仍有人在販賣庫存品。

PT141是從鼻黏膜吸收的物質，只要服用就會讓女性想要……當然不可能，但只要把高濃度的水溶液做成噴霧劑，或許能變身為催情瓦斯，不過網站上賣的多數商品，在製造過程中都沒有去除乾淨不純物，若想隨意買來應用，就得覺悟有一定的風險，這一點千萬別忘了。

既然PT141不行！藥廠們奮發圖強，開始尋找能讓女性按捺不住的安全物質，可惜似乎沒有成效……不過反正與性行為有關的藥物，今後一定會被研發出來吧？那就好好期待今後的發展囉！

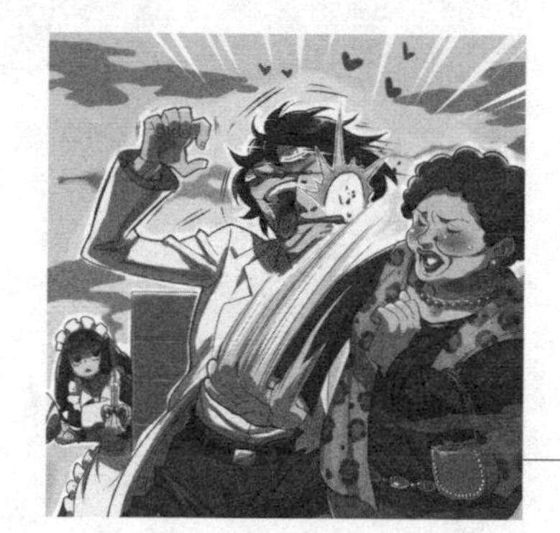

第29講 勃起的藥

目前日本國內沒有藥物輔助就無法勃起的重症勃起功能障礙病患，以及時機成熟時多少還能勃起的中度病患，加總起來據說約有一千萬人有勃起問題，即使不到這種程度，平均幾名男性中，就有一人曾有ＥＤ（勃起功能障礙）的經驗，對男性來說是很嚴重的問題，本單元就來探討看看對ＥＤ有效的藥。

❶ 勃起與射精及藥物 三者間的架構

在進入主題之前，先照慣例說明基礎知識。想瞭解勃起功能障礙治療藥能發揮什麼作用，就必須先理解身體在遇到什麼東西發揮什麼作用時，會出現什麼狀況。

首先不論是看到脫光光的大姊姊還是拖鞋，反正男人會對讓自己發情的對象感到性興奮，此時勃起訊號會被傳到腦裡，並發出指令將血液送到陰莖海綿體。若只是血液被傳送進來，基本上還是處在軟趴趴的狀態，直到血液確實充滿後才會變硬。此時陰莖根部的一部分肌肉會膨脹起來，以防止血液流出，而這個肌肉會受第五型磷酸二酯酵素（PDE-5）支

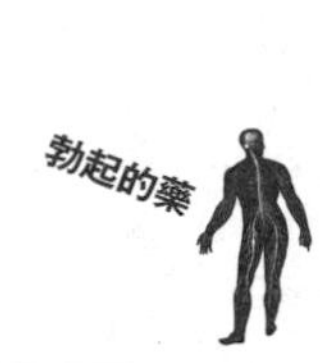

配，只要存在PDE-5，肌肉就會持續緊繃，讓血液不易外流（※）。換句話說，威而鋼等藥物的成分（思登那菲），就是用來阻止這種酵素分解，好讓血液持續留在原地，以人為方式維持近似正常勃起的狀態。

附帶說明，精子是由睪丸製造，有許多人都以為此時也會伴隨精液一起維持勃起狀態，但實際並非如此。睪丸純為製造精子的組織，而被製造出來的精子，會透過輸精管來到攝護腺附近的「精囊」裡被儲存起來。精囊的功用是利用偏黃色的分泌液，保護精子存活一星期左右，而70％的精液就是這種精囊分泌液。由於精液會因身體狀況及體質產生變化，因此也會影響精液的味道及氣味。

——總之，只要被製造出來的精液持續刺激陰莖，肌肉就會像脊椎反射般的收縮與放鬆，並將混有清澈攝護腺液的尿道球腺液，透過尿道排出，這就是射精。

※…就物理學來說，也可以用橡皮筋類的情趣用品取代肌肉來預防血液流出，俗稱為屌環，最近藥妝店等處都有販賣，甚至有些會附在保險套裡。

第29講

中式威而鋼會讓人心臟爆炸　印式威而鋼的品質較安全

威而鋼一顆就要一千五百日圓，太貴了！網站上一瓶只賣二、三千日圓啊！或許有不少人會這麼想，但很遺憾地，美國販賣的威而鋼也是一顆就要十五美元，幾乎和日本同價，這到底是怎麼回事？答案很簡單，因為網站上賣的是中國最擅長的山寨品。

山寨威而鋼，失言、是中式威而鋼，從外包裝到藥劑形狀、成分都和真品看似沒兩樣，而且也含有威而鋼的主要成分思登那菲，問題是不純物的含量多到會害死人，而這些垃圾對心臟的毒性更是達滿分級，有一說超過半數因威而鋼而死的人，原因都來自服用中式威而鋼，可見上網買的便宜貨，可說幾乎１００％是山寨品。

反觀印度製的威而鋼多數都比較安全，理由也很清楚，因為印度並沒有加入國際專利聯盟，所以敢大大方方地合法製造他國販賣的正規藥物，而通常這類藥物都是由正規的藥廠製

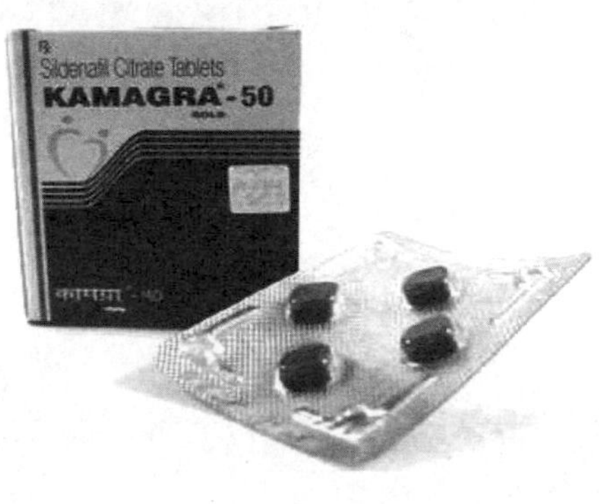

最受歡迎的ED治療藥「KAMAGRA」。四顆裝不到1,500日圓，是非常便宜的威而鋼。

造，因此品質較有保障，才會以高安全性聞名。最重要的是，什麼都愛抄襲的中國，只管死命製造美國威而鋼的山寨品，根本沒將印度製的非正規品放在眼裡，更讓印式威而鋼不會有混入中式威而鋼的風險，這都是優點。

在各種印度製的印式威而鋼（笑）裡，最近大受矚目的是「KAMAGRA」。這是將印度製造的思登那菲做成糖果的商品，據說味道還不壞，更重要的是比起服用藥物的感覺來，糖果造型更能讓人接受，甚至一般認為這個商品的吸收較溫和，效果也比本尊威而鋼還持久，而且對身體的負擔也較小。

❻ 勃起功能障礙治療藥的正確服用法

最後說明多數人其實並不清楚的ＥＤ治療藥「正確」服用法。

以為要在夜晚享受歡愉之前服用的人，大錯特錯了，除了犀利士外，在服用威而鋼一小時後，才會進入最佳的維持勃起狀態。不過並非只要服用這種治療藥就一定能變大，主要目的

第29講

仍是在預防萎縮而已，所以仍需其他方式來刺激勃起，這也是所有治療藥的共通點。

另外，勃起與酒精的適性非常差，所以絕對嚴禁喝酒，雖然勃起中樞位在腦裡，但酒精會連這部分一起麻痺掉，因此只要有服用ＥＤ治療藥，就一定要極力避免喝酒（這一點適用任何藥物）。此外，除犀利士外，已知成分若和動物性油脂結合，有可能影響效果，因此服用前的飲食攝取，應以清淡為主。

說明了這麼多，最應注意的是有心臟疾病的人，因為ＥＤ治療藥會讓血壓上升，所以有任何心臟疾病的人都絕對不能服用，否則會有致死的風險，尤其若和降壓藥、血管擴張劑、心絞痛等治療藥並用，幾乎都會致死，除非是要暗殺，否則千萬別亂來（笑）。由於有致死的危險，即使有些麻煩，也一定要向醫師諮詢過後，再請醫師開處方藥……這才是上上策。

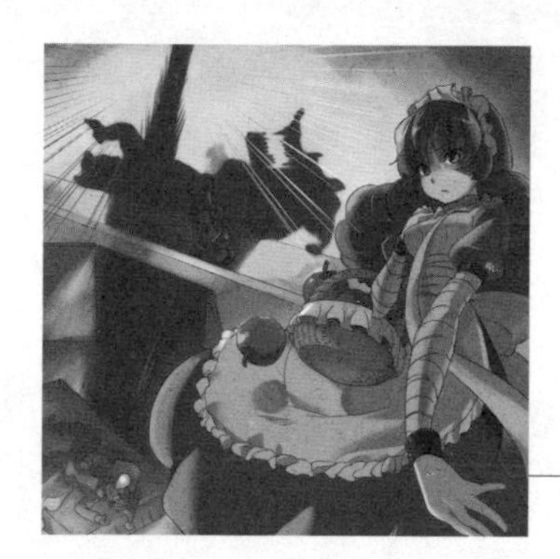

第30講 增加精液的藥

酵母保健食品源自德國的人造肉

街頭巷尾流傳服用以啤酒酵母為材料的保健食品（EBIOS啤酒酵母錠和若元錠等）能增加精液，真相到底如何？

首先來探討啤酒酵母是如何成為今日的商品被推出。啤酒酵母保健食品顧名思義地，完全是一種營養補充劑，但歷史比我們想像得還悠久。

必須回溯到第一次世界大戰時，德國科學家用酵母分解木材成為含糖的液體（木材糖化液），之後加入酵母，並與軍需產業的廢棄物亞硫酸鹽紙漿混在一起，目的是要藉此產生大量的酵母，之後再萃取出酵母來，以精製人造肉……這就是研究的內容，而這項研究也成為日後將啤酒酵母做成保健食品的開端。

回到精液的話題。製造精液需要大量優質的蛋白質，而只要攝取酵母就能得到蛋白質，因此只要大量服用酵母保健食品，就能得到大量用來製造精液的必要養分。簡單地說，吃酵

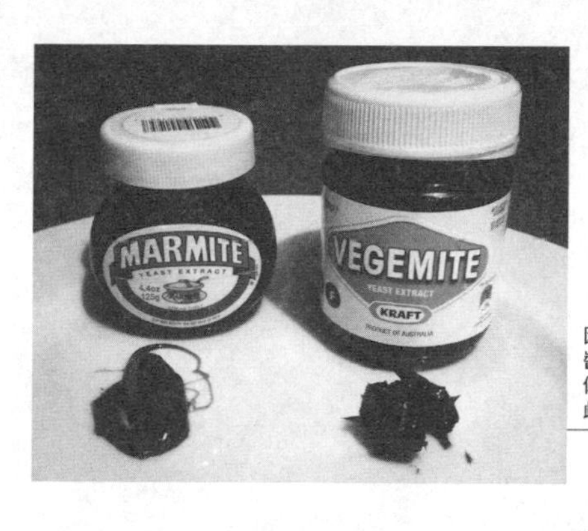

因活用酵母而誕生的馬麥醬、VEGEMITE，擁有近似味噌風味的獨特口味，因此明顯分為好惡兩派人馬。

母就能增加精液是合乎道理的現象。

但仍有一點必須注意，那就是眾所周知有痛風的人基本上不能攝取普林，偏偏酵母含有豐富的普林，因為酵母含有大量核酸，而核酸裡存在大量的普林。

甚至有一說認為核酸多寡，就是精液增加的關鍵，實際上攝取同樣含有大量核酸的豆類食品，確實能增加精液，而這件事早在酵母保健食品出現之前，就已廣為人知。整體來說，所有豆類的核酸含量都壓倒性地多過稻米和小麥，就這一點來說，或許是因為大量核酸進入體內成為刺激，才讓精液增加。

最近更進一步得知啤酒酵母裡含有別的成分，更加提高啤酒酵母能增加精液的可靠性。

胺基酸能增加精液！　但是副作用……

這個成分就是精胺酸，也是胺基酸的一種，而且基本上能在體內自行生成，因此並非必需胺基酸。已知在製造精液時，必須在體內合成必要鹽基性（鹼性）蛋白質，而此時就需要大量精胺酸來協助，因此出現只要大量攝取酵母，就等於大量攝取精胺酸，進一步等於在增加精液的說法。

但若大量服用精胺酸，不僅容易傷到胃黏膜，也有可能喚醒惡用精胺酸的病毒，所以是否適合大量服用，似乎很難下定論。

比精胺酸還可靠？ 多攝取維生素E

總結來說，與精液增加之間的因果關係似乎都不明確，不過至少知道營養素之一的維生素E，與精液的量有關，在利用老鼠進行的動物實驗裡，讓老鼠持續攝取沒有維生素E的飲食，結果發現老鼠的精子逐漸減少，到了第五十天至一百天時，精液裡的精子幾乎都消失殆盡。由於精子的製造活動與精液的大量製造有直接關係，因此想增加精液的人，除了精胺酸和酵母保健食品外，或許應該多攝取維生素E，也許會更有效果。

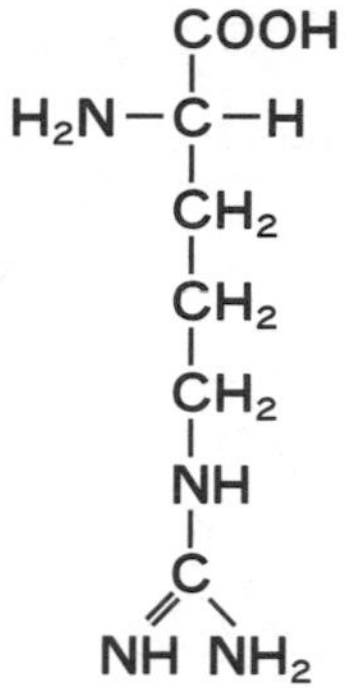

$$
\begin{array}{c}
COOH \\
| \\
H_2N-C-H \\
| \\
CH_2 \\
| \\
CH_2 \\
| \\
CH_2 \\
| \\
NH \\
| \\
C \\
/\!\!/ \quad \backslash \\
NH \quad NH_2
\end{array}
$$

精胺酸的分子結構。這是一種鹽基性胺基酸，是尿素循環（從阿摩尼亞生成為尿素的代謝循環）的中間產物。

要攝取多少才會有效？

探討到這裡，好像只說明了一切都很不明確，因此耳邊似乎能聽到抗議聲「那到底要吃多少才有效啦!!」或許這麼說會讓人不開心，但唯獨這件事恐怕真的只能說是「看個人」。只是話說回來，若是三十歲以上的健康者，一天不妨攝取50mg鋅、500mg精胺酸、飯後攝取20~30粒酵母保健食品，同時攝取適量的維生素E保健食品，觀察一星期的效果看看，再依自己的身體狀況決定是否增減攝取量……大概也只能這樣了。

和精液增加無關？ 但是和提升勃起力有關？

勃起時雖然會讓海綿體充滿血液，但血管擴張是來自一氧化氮的作用，而已知一氧化氮又是來自精胺酸。

換句話說，體內的精胺酸濃度愈高，愈有可能讓血管鬆弛，進而維持勃起時間並提高硬度，實際上在治療勃起功能障礙（ED）時，有些醫師都會推薦病患服用精胺酸。

第30講

效果與副作用的取捨？服用保健食品完全由自己負責！

不過以單一胺基酸的大量攝取來說，過去曾有人因攝取L-色胺酸過剩而死亡，所以仍存在大量攝取時不知道會出現什麼副作用的風險，很難說不會有危險性，只是精胺酸做為保健食品使用的歷史並不新，除非是運氣差到極點，否則應該不至於會招致死亡風險，但儘管如此，攝取保健食品這個行為本身，本來就得自行負責。

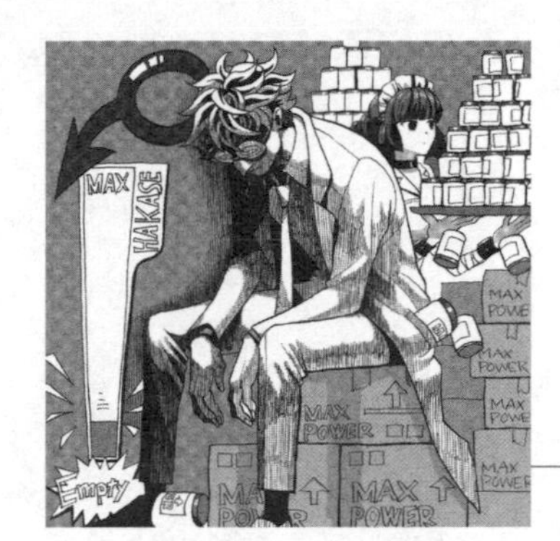
MAX
HAKASE
Empty
MAX POWER
MAX POWER
MAX POWER
MAX POWER
MAX POWER
MAX POWER
MAX POWER

第31講 性病的藥

披衣菌感染與淋病　細菌引起的性病

性感染症（ＳＴＤ）的種類雖然不多，但病原體卻很多，例如：細菌、病毒、真菌（引發香港腳的白癬菌等）、原蟲（阿米巴原蟲等微生物），病因不同當然會有不同的治療藥，因此只要事先瞭解會有什麼症狀，就能在病情惡化前先察覺到，甚至能防患未然，接著就來仔細探討看看。

最常見的性病是披衣菌感染，不過披衣菌純為一類細菌的總稱，若以昆蟲來比喻，就像蜜蜂一樣，實際上還能細分為西洋蜜蜂、日本蜜蜂等各種不同的種類。會感染生殖器的披衣菌是砂眼披衣菌，一旦進入細胞裡就會開始繁殖，而且不只是生殖器，還有可能擴散到肺、中耳、咽頭等黏膜組織，因此引發各種疾病。

女性感染時較少有自覺症狀，男性感染時會出現嚴重的黏膜發炎情形，排泄時也會因此感到刺痛，若感染到咽頭，往往會讓人誤判是感冒遲遲沒有治好。不過披衣菌畢竟是細菌，只

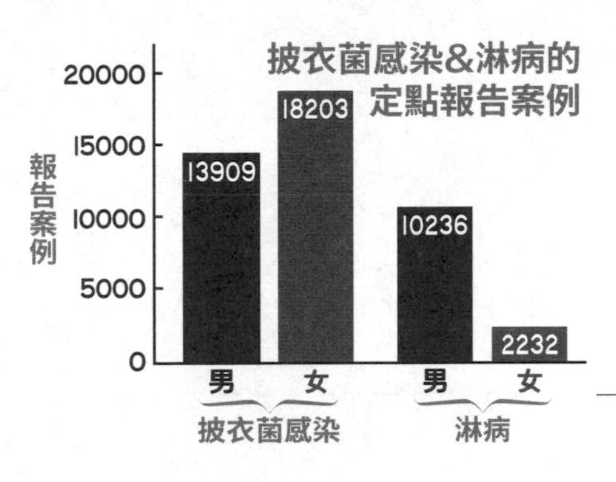

要使用巨環類、四環黴素、奎諾酮類等抗生素治療，都會有效，通常處方最多的是左氧氟沙星（可樂必妥），只要服用一星期就能痊癒。不過這種感染疾病不會自然治癒，若放任不管只會更惡化，所以只要覺得「好像不太對！」時，一定要求助泌尿器科。

其次是淋病菌（淋病雙球菌），屬於中量級，特徵是不論男女都會有生殖器化膿的情形。再來是梅毒，屬於不治療有可能致死的重量級性病，處置方式與披衣菌感染及淋病不同，因為梅毒會低空飛行，慢慢耗費將近十年時間後才讓人致死，幸好存在有治療藥，主要為巨環類和四環黴素藥物。基本上日本國內並沒有出現梅毒這種性病，主要還是來自到海外買春時被感染的情形，所以性慾旺盛的人要特別注意。

不太為人知的棘手病毒感染

病毒性的性病並不是只有愛滋而已，還有生殖器皰疹和尖圭濕疣（菜花）等，雖然感染力較低，但不乏無法治療或必須終生治療的情形，甚至有些性病可能造成生殖器變形，嚴重的還會致癌，絕對是必須注意的疾病。

首先是皰疹，又稱為單純皰疹，但皰疹有各種不同的病毒，雖然有特效藥能抑制症狀，但無法痊癒，因為病毒會潛伏在基因裡，只要身體狀況較差，就會趁隙出來作亂，這也是皰疹的最大特徵。

皰疹的病原體有嘴巴四周和生殖器出現水泡的HSV-1（單純皰疹病毒第一型），以及只有生殖器出現水泡的HSV-2，後者比前者更凶猛，不只會出現大大小小的水泡，還會伴隨疼痛感。一般認為二十歲之前約有半數人口會感染第一型，尤其是生活方式不養生的人特別容易出現。若嘴巴四周有出現水泡狀物，表示該處含有高濃度的病毒，若手去碰觸到，切忌不要再直接用手揉眼睛。當然有也可能是眼睛直接感染病毒，因此破壞了角膜。

治療藥有無環鳥苷（熱威樂）和伐昔洛韋（袪疹易）等內服藥及塗抹藥，有類似症狀的人最好去內科就診一次看看，只

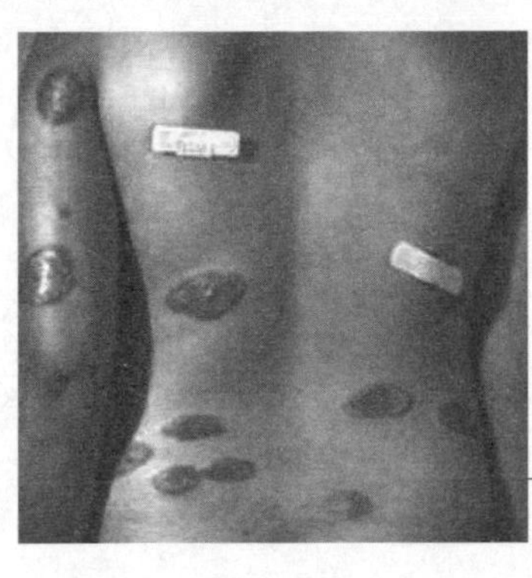

梅毒末期病患身上出現的一種橡皮腫。昔日被視為不治之症，但今日已能治療。

要能成功抑制症狀，基本上病毒就會變弱，不再具有感染力。

其次的尖圭濕疣能讓男性及女性的生殖器變形為菜花狀，是一種較為人知的可怕疾病，通常來自人類乳突病毒（HPV）的感染，不過種類很多，有些甚至擁有很強的致癌性……。就症狀來說，會在陰莖、會陰、肛門等私密處長出贅疣，形成菜花形狀的肉塊，有時容易被誤以為是陰莖上長痘痘的陰莖珍珠樣丘疹，但尖圭濕疣的最大特徵就是會不斷成長，所以會在贅疣上面繼續長出贅疣。

治療時會用液態氮來冷卻，同時並用咪喹莫特軟膏（米喹莫特），最近甚至有人使用雷射治療，但只要身體狀況較差時，很容易復發。由於容易在公共浴場和三溫暖等處受到感染，所以務必養成習慣，先將陰部有碰觸到的地方洗乾淨後再來塗藥。

最後是HIV，也就是俗稱的愛滋，通常有二～三成來自帶原者女性與男性的性行為，而帶原者男性感染給女性的機率，會因為男性精液裡有較高濃度的病毒，因此提高為

第31講

五成多。另外不論是否有體內射精的行為，肛交都被認為會100%感染。得了愛滋人生就完了……應該有很多人都這麼想吧。儘管愛滋目前仍無法治癒，但抗愛滋藥物已經很齊全，幾乎可以讓病患如常地過完一生。由於治療藥的種類和使用方法太多，容我省略不談，不過早發現早治療仍是基本中的基本。

治療性病就沒有有效的市售藥嗎？

也不是沒有啦……只是很不建議就是了，理由是每個人的症狀都會有微妙的差異，而這種差異並非素人的眼光能判斷得出來。

真要說明的話，基本上治療皰疹可用中藥的銀翹散，治療真菌感染可用含有氯黴素、新黴素的高力素N軟膏，但純為緊急的應變措施，最重要的仍是只要覺得「有可能是感染性病……」時，一定要去婦科或泌尿器科就診，當然也要要求性伴侶一起接受治療。

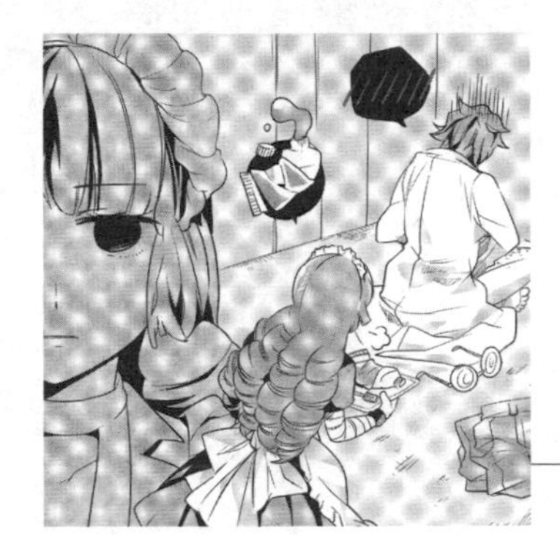

第32講

成為女生的藥

明明是男生卻怎麼看都像女生的「偽娘」，既沒有性別認同障礙，也不是男同性戀者，只是因為覺得漂亮、覺得好玩，而因各種理由扮成女生的宅男文化，甚至逐漸取得市民權。

肌膚的質感與紋理取決於性激素

女性的肌膚紋理較細，尤其是十多歲的女生，肌膚有如嫩豆腐般充滿彈力，這就叫做年輕！只能這麼折服，因為遺憾的是只要過了二十歲，皮膚的代謝能力就會逐漸衰退，如果沒有採取任何防範對策，通常過了二十五歲就會露骨地感覺到膚質「不對勁了」，也就是一般人所說的「皮膚開始變差了」。由於是從二十歲左右開始慢慢退化，並非到了二十五歲時才急速惡化，只是膚質一旦變差，想恢復該年齡應有的狀態，即使非常拚命，至少仍得花半年時間，因為膚質變差是受性激素強大的影響。

女性的性激素代表選手有兩種，分別是「動情素」和「黃體素」，這兩種激素能在生理期裡大大改變膚質，變化程度露

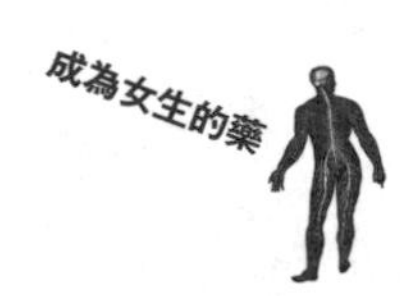

骨到讓多數女生都很有感。在排卵期四、五天前（最容易受精、俗稱危險期），動情素會達到最大值，而從排卵日起，則是黃體素會比動情素優越，等危險期過後，在生理期來臨之前，肌膚會變油、變粗糙。

附帶說明，性行為的次數也會影響性激素的分泌量，若長期沒有性行為，整體性激素的分泌量會降低，導致女性變得男性化、男性變得女性化，所以才會出現所謂像歐吉桑般的歐巴桑、像歐巴桑般的歐吉桑，你身邊應該也有這樣的人吧？此外，處女、處男如果持續守身下去，也會影響體型的變化，若就美容的觀點來說，最正確的做法還是應該適度做一下。

增加性激素後……胸部啊！請長大一點！

在眾多愛扮女裝的男生當中，實際上有人為了讓胸部大一點，竟擅自服用荷爾蒙劑，所以此處最好也探討一下這部分的問題。

首先一定要先釐清，根本不存在能讓女性豐胸的藥物，雖然利用瑪卡和山藥等所含的女性荷爾蒙物質，確實可以讓胸部變大一號，但老實說，那根本是心理作用，即使拚命上床或整天撫摸胸部，也都只是心理作用，不會真的因此變大。

但男性卻真的能因此讓胸部膨脹，因為只要女性荷爾蒙增加，不論年齡多寡，脂肪組織都會聚集到胸部來，所以禁藥用太多而損壞原本男性荷爾蒙分泌功能的人，才會因為女性化乳房而困擾不已……這種情形並非不可能。

或許男性的胸部比女性更容易因女性荷爾蒙的影響而變大，所以若胡亂服用會增加動情素的藥物，最後就會培育出與女性相同的A～B罩杯來，乳頭也會逐漸女性化。

所以禁藥就是 改造膚質與胸部的藥物

讓肌膚紋理變細，並除掉不必要的體毛，同時讓胸部變大，這都是女性化的第一步，而能幫助執行這項計畫的藥，多到不可數，從自費就能得到處方藥的黑心醫美診所到個人從海外購買，方法多得很，但為保險起見還是先說明一聲，這些荷

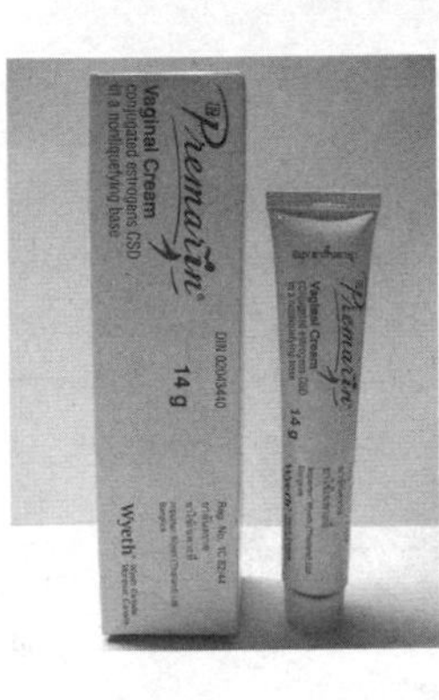

一部分的人將「普力馬林陰道乳膏」視為美肌魔法藥，但實際情形是？？？

爾蒙劑造成的身體變化，尤其是乳房變化，絕不會再恢復原狀，若要使用，一定要有覺悟。

實際上因性別認同障礙而接受變性手術的人，一輩子都得持續服用荷爾蒙劑，但因為這是以人為方式在調整荷爾蒙的均衡，所以身體容易出現狀況，致癌率也高得嚇人，若沒有覺悟要一輩子將精神貫注在維護自己的身體健康上，就絕對不要嘗試，才是聰明的做法。

既然如此威脅了，還是快點進入主題吧。若想輕鬆讓膚質變好，最有效的是「結合型雌激素藥劑」，只需單方面增加動情素就行了，最具代表性的有「普力馬林」等經口結合型雌激素藥劑，效果非常好，只需服用一星期左右，同時好好照顧肌膚，就能讓肌膚逐漸變成女性特有的細緻紋理，而只要服用一個月，就能增加皮下脂肪，讓身體變圓潤。

那麼使用的分量呢？這部分存在很大的個人差異，很難有定論……若是請醫師開處方藥（有些醫院會提供人妖處方藥），醫師會透過儀器監測血中的荷爾蒙值，再調整藥劑分

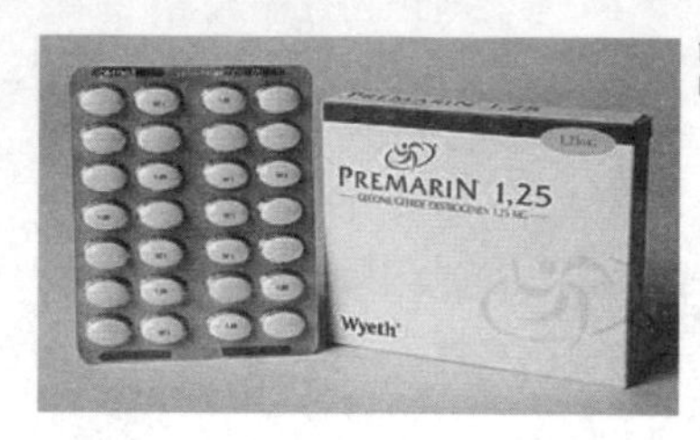

能美肌並增加皮下脂肪的「普力馬林」

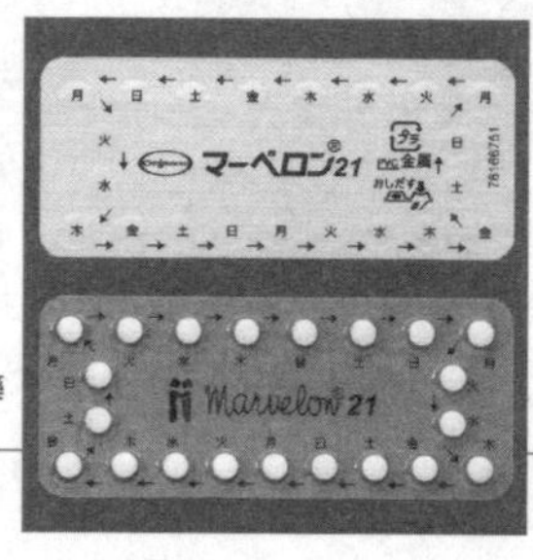

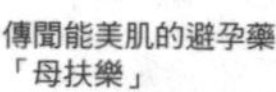
傳聞能美肌的避孕藥「母扶樂」

量，但素人若想土法煉鋼，很容易造成可怕的後果，這也是荷爾蒙劑的特徵。

若不想利用這種高風險的藥，不妨選擇個人差異會達天壤之別的「普力馬林陰道乳膏」，雖然原本是用來塗抹在陰道的乳膏，但因為汗腺等處也能慢慢吸收荷爾蒙，所以做為塗抹藥有一定的效果。原本是為了治療更年期障礙而販賣的藥，但因為對女性很有效，所以似乎有不少人愛用。

另外還有能殺死男性荷爾蒙的藥，知名的有「護腺寧錠」，能封鎖男性荷爾蒙的受體，讓男性荷爾蒙失去效用。甚至也有人研究過可用來治療女性的多毛症，同時做為男性用的避孕藥，因為能讓男性無法製造精子，可惜最後沒有被實用化。

護腺寧錠能減少男性荷爾蒙，結合型雌激素藥物能增加動情素，只要兩者並用，就能讓男生在較短期間裡變成真正的偽娘，不過仍是那句話，一切都要「自行負責」！

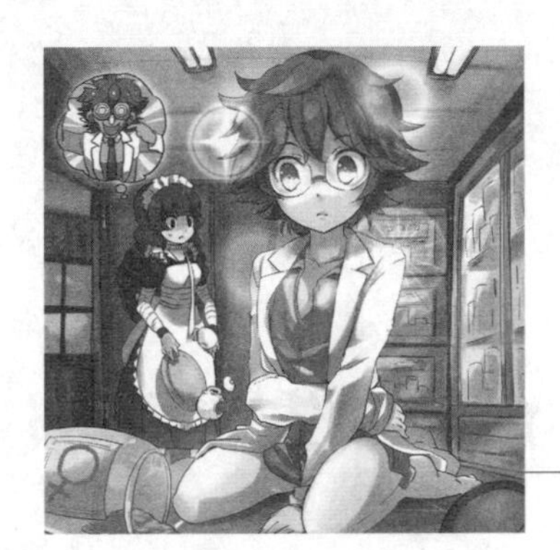

第33講

合成女生的氣味

雖然人類不存在費洛蒙……

只是聞聞味道就能立刻發情！不論男女都會放縱情慾！可惜不存在這種費洛蒙物質，這一點在第28講「讓人想要的藥」裡就說明過，但男性卻能在伸手不見五指的暗夜裡，分辨出女性是否能懷孕、是否能生下健康的小孩，這是不爭的事實，到底是什麼原理？

原因就出在本單元要探討的主題「氣味」。女性會分泌含有特殊氣味的成分，成為能吸引男性的費洛蒙，而提到這種費洛蒙之一的體味，內容更是深奧！

體味如前面所說，是為讓他人能在黑暗裡用來分辨自己所產生的氣味，例如生病的人、因偏食讓器官出現異常、胃不舒服、以肉為主食、很愛碳水化合物……等等，這些事實都會如實呈現在體味上。近年來甚至有所謂癌症的味道、死亡的味道，所以有人正嘗試訓練狗來檢查人們是否罹癌。某家醫院就曾傳說有隻貓會跑到隔日將死的人床邊，告知死期已到，因此

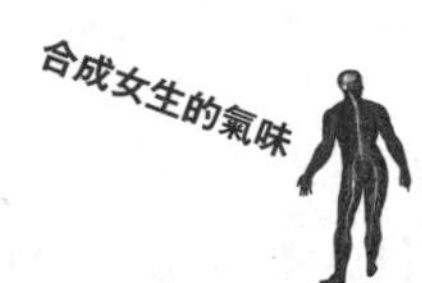

開始讓人思考或許真的存在將死之際時的味道。

皮脂形成的酸存在女生的祕密

話題有點扯遠了，回到前面男女的話題。就體味來說，男性會將重點擺在女性是否健康？是否年輕？是否有可能懷孕？而不論性別，愈年輕的人皮脂分泌就愈多，但當正常菌叢分解皮脂後，會產生脂肪酸（嚴格來說還會有其他物質），其中還包含高級脂肪酸之一的壬酸，而這種酸正是體味的來源。不過壬酸釋放出來的氣味，基本上比較接近男性的氣味，與女性的氣味不太一樣。

難道就沒有能釋放出女性氣味的物質？當然有，那就是同為脂肪酸之一的「癸酸」與「辛酸」。

諸位男性都應實踐　製造女生氣味的方法

在混合類似女性氣味的癸酸與辛酸，並不斷從錯誤中學習後，終於成功合成出女生的氣味來！

第33講

首先準備好10 ml以一比一混合而來的癸酸與辛酸的母液，再滴入幾滴（蛋糕用）牛奶香精，以及一滴香草精，接著繼續加入1～3mg的苯甲酸雌二醇，就能以科學方式重現很有女生氣味的味道。附帶說明，這個配方有經過計算，只要用酒精稀釋三倍後，稍微噴灑一下，過一、二分鐘就能出現女生的氣味。

出浴版的女生氣味

若對前面配方來的氣味感到膩了，要不要再試試看加入香皂的香味，做成女生剛出浴時的氣味來享受？

此時當然同樣可以利用安息香酸，不過還是選用香水比較好，尤其是藥妝店等處販賣的「小熊寶寶香水（ptisenbon）」，與這次要合成的女生氣味親和性很高，只要多噴灑幾次，就能完美重現女生出浴時的氣味，非常不錯。不過若混合這些香水來用，通常較不持久，想要持久就個別噴灑上去吧。

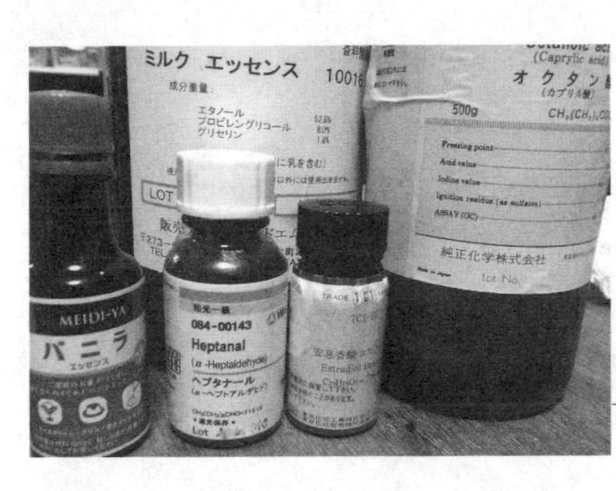

不需太多藥品就能
調配出來

利用身邊食材就能輕鬆做成乳溝的氣味……

我哪知道什麼癸酸不癸酸的，就沒有更簡單的材料可以製作嗎？為了有這種疑問的人，在此介紹利用食材製作的方法。

要準備的是奶油和香草精，只要有這兩樣東西，就能做出味道非常類似的東西來，具體方法是將奶油以低沸點分解出揮發性的成分來即可！沒錯、就這麼簡單！……這到底是在講什麼東西？有這種疑問的人請看上圖。

需準備的東西是試管、玻璃管、燒杯，這些器具去東急手創館或家庭五金賣場等處都能買到，很容易實驗。

首先將奶油放進試管裡，然後用酒精燈加熱。當奶油遇到熱時，裡面所含的成分會被揮發掉，並進入事先用冰和鹽冷卻過的試管裡，此時揮發性成分就會在左邊的試管裡被冷卻，之後只要萃取出液體來就行了。

不過此處必須注意的一點是，別讓奶油燒焦了，必須維持奶油沸騰的狀態，一旦變黑而混濁就不要使用，應該直接丟

第34講

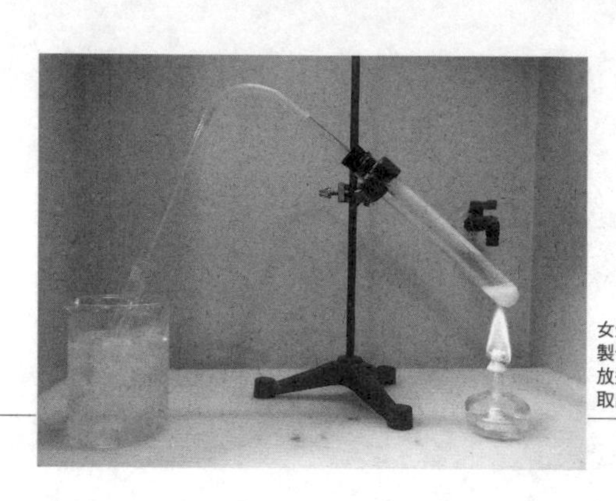
女生氣味「簡易版」的製作裝置，只需將奶油放進試管裡加熱，再萃取出揮發性成分即可。

掉。

只要實驗進行得順利，應該能萃取到1／7左右的量，並散發出麵包剛出爐時的香味。之後將這個液體放進透明容器裡，然後直接拿去照射陽光三、四個小時，就能因為陽光裡的紫外線讓液體適度分解，產生奶油香和少許刺鼻的氣味來。

做為最後的調味料，再加入少許香草精就大功告成了！雖然會有點刺鼻，卻是帶有淡淡香甜味的女生氣味，與女性所謂的乳溝所分泌的芳香成分非常類似。若能再加入香皂和香水等物，相信就能完成重現度更高的女生氣味。

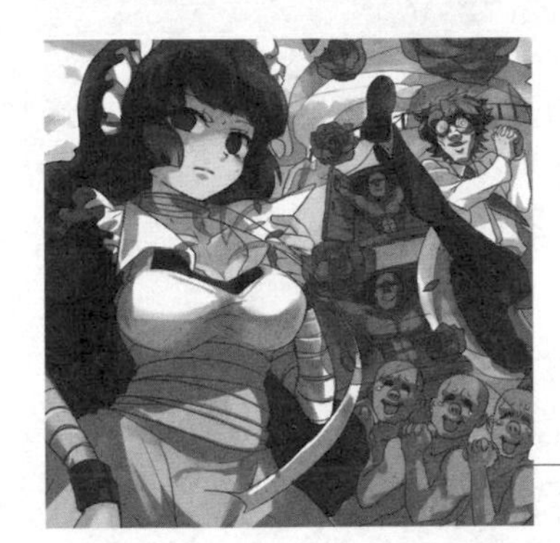

國家圖書館出版品預行編目資料

學校不教、醫生也不會告訴你的藥物禁斷用法 /
藥理凶室著；蕭雲菁譯. -- 初版. -- 臺北市：
臺灣東販, 2017.01
224面；12.8×18.2公分
ISBN 978-986-475-239-3（平裝）

1.藥學

418　　105023096

學校不教、醫生也不會告訴你的
藥物禁斷用法

2017 年 1 月 1 日初版第一刷發行
2021 年 12 月 21 日初版第七刷發行

作　　者　藥理凶室
譯　　者　蕭雲菁
編　　輯　魏紫庭
美術編輯　黃盈捷
發 行 人　南部裕
發 行 所　台灣東販股份有限公司
<地址>台北市南京東路4段130號2F-1
<電話>(02)2577-8878
<傳真>(02)2577-8896
<網址>http://www.tohan.com.tw
郵撥帳號　1405049-4
法律顧問　蕭雄淋律師
總 經 銷　聯合發行股份有限公司
<電話>(02)2917-8022

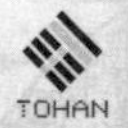